PRÉCIS

DU

TRAITEMENT DES FRACTURES

PAR

Le Massage et la Mobilisation

PAR

LE DR JUST LUCAS-CHAMPIONNIÈRE

CHIRURGIEN HONORAIRE DE L'HÔTEL-DIEU

MEMBRE DE L'ACADÉMIE DE MÉDECINE

PRÉSIDENT DE LA SOCIÉTÉ INTERNATIONALE DE CHIRURGIE

PARIS

G. STEINHEIL, ÉDITEUR

2, RUE CASIMIR-DELAVIGNE, 2

1910

PRÉCIS

DU

TRAITEMENT DES FRACTURES

Par le Massage et la Mobilisation

A LA MÊME LIBRAIRIE

La cure radicale de la hernie inguinale. Leçons professées à l'Hôtel-Dieu par le Dr JUST LUCAS-CHAMPIONNIÈRE. Un vol. in-8° de 200 pages avec 53 fig. Prix : 3 fr. 50.

Ce volume est un exposé complet de la théorie et de la pratique de l'opération de la cure radicale, des conditions de solidité ou des défauts des opérations connues, avec l'exposé complet de la méthode de l'auteur, la plus ancienne et la plus robuste des méthodes actuellement pratiquées.

Pratique de la chirurgie antiseptique. Leçons professées à l'Hôtel-Dieu par le Dr JUST LUCAS-CHAMPIONNIÈRE. Un vol. in-8° carré de 480 pages avec un portrait de Lord Lister. Prix : 8 francs.

C'est un exposé complet de la méthode antiseptique de Lister avec la technique suivie et toujours professée par le Dr Lucas-Championnière. Ce livre contient l'exposé le plus minutieux de toutes les nécessités de la pratique aussi bien pour la petite que pour la grande chirurgie, pour les opérations aussi bien que pour le traitement des plaies, jusqu'à l'application aux accouchements et aux traitements de l'avortement.

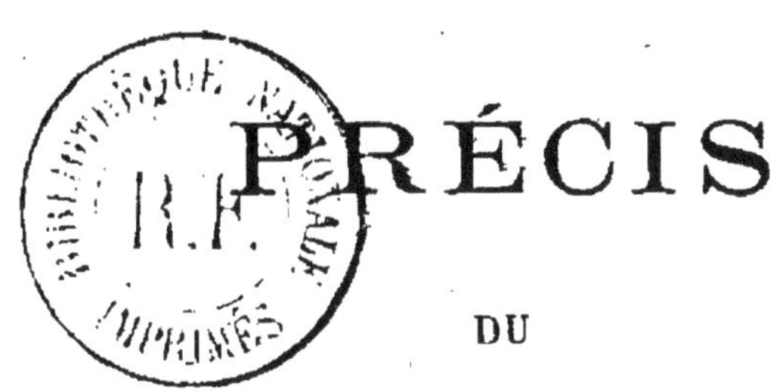

PRÉCIS

DU

TRAITEMENT DES FRACTURES

PAR

Le Massage et la Mobilisation

PAR

LE DR JUST LUCAS-CHAMPIONNIÈRE

CHIRURGIEN HONORAIRE DE L'HÔTEL-DIEU

MEMBRE DE L'ACADÉMIE DE MÉDECINE

PRÉSIDENT DE LA SOCIÉTÉ INTERNATIONALE DE CHIRURGIE

PARIS

G. STEINHEIL, ÉDITEUR

2, RUE CASIMIR-DELAVIGNE, 2

1910

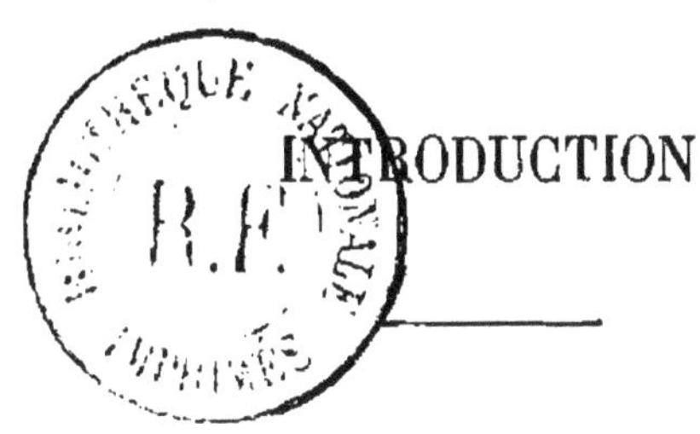

INTRODUCTION

J'ai consacré à la démonstration de ma méthode du traitement des fractures par le mouvement un nombre considérable de publications, notes et mémoires dont on trouvera plus loin l'énumération.

Deux gros volumes donnent l'exposé complet de cette méthode, mon *Traité du massage et de la mobilisation dans les fractures* avec de nombreuses figures et le *Traité du massage des membres* par le Dr Dagron, mon assistant pour les fractures pendant plus de quinze ans. Ces deux livres permettent d'étudier à fond une méthode qui apporte un changement tellement fondamental et tellement paradoxal dans le traitement des fractures, qu'il est difficile de la comprendre et de l'appliquer complètement si on n'est pas documenté d'une façon très précise.

Il m'a semblé que cela ne pouvait suffire et qu'il était nécessaire de compléter ces publications par un résumé succinct, mais qui fut pourtant un exposé complet de la genèse et des principes de la méthode et qui put servir de livre de chevet à quiconque s'intéresse au traitement des fractures, c'est-dire à tout médecin sans exception appelé à résoudre les difficultés de la pratique.

J'ai recherché la plus grande précision possible, en écartant les développements trop considérables qu'aurait pu me suggérer une ancienne expérience de la clinique si complexe et si vaste des fractures. J'ai voulu que ce livre pût être lu et relu sans peine. Pour rester dans une note pratique, après avoir donné une doctrine générale qui permit au médein d'appliquer son ingéniosité personnelle à chaque cas particulier, j'ai tenu pourtant à lui donner des exemples minutieux par l'exposé du traitement de chaque variété de fracture.

J'ai donc passé en revue à peu près toutes les variétés, mais en m'attachant surtout aux faits qui concernent certaines fractures dont la thérapeutique est tellement métamorphosée que tout en est changé, traitement, gravité, pronostic. Aussi les chapitres paraissent inégalement développés. Quelques-uns sont extrêmement étendus. Tels sont ceux qui traitent des fractures du radius, du coude, de l'olécrane, de l'extrémité supérieure de l'humérus, de la clavicule, du péroné, des deux malléoles, du col du fémur.

Ces chapitres sont assez développés pour montrer

comment de l'application scrupuleuse de détails très précis dépend un succès qui échapperait à quelque vague adjonction du mouvement à des pratiques coutumières seulement un peu modifiées.

Je voudrais que la précision apportée dans la détermination des détails du traitement permit à ce manuel de réaliser ce que mon enseignement direct a fait bien souvent pour des élèves qui après de premiers essais pleins de bonne volonté avec résultat médiocre, obtinrent un succès rapide aussitôt qu'ils eurent compris certains détails essentiels.

J'ai encore écrit ce petit manuel pour répondre aux objections de nos collègues qui nous ont accusé de prêcher une méthode dangereuse. Je crois bien que, dans ses plus mauvaises applications, elle ne serait jamais aussi dangereuse que l'immobilisation la plus classique. Mais si elle présente quelques dangers, ce ne peut être que pour ceux qui l'appliquent sans la connaître. Après cette publication, personne n'aura le droit d'invoquer l'excuse de son ignorance ; personne ne pourra confondre le massage des fractures avec les manœuvres plutôt brutales des massages vulgaires.

Je tiens à faire remarquer que ce livre est écrit uniquement en vue du développement d'une méthode thérapeutique. Il n'a pas la prétention de réaliser la réforme pourtant nécessaire de l'anatomie pathologique et des classifications des fractures. Si, à l'occasion, je n'ai pas tenu compte des classifications admises, si, par exemple, j'ai réuni en un même chapitre des fractures très différentes comme toutes celles du coude, cela a tenu à ce que les nécessités thérapeutiques étaient communes pour chacune des fractures réunies sous ce vocable.

Mon livre suppose la pathologie et même la thérapeutique classique bien connues. Il montre surtout comment cette thérapeutique connue doit être modifiée ou transformée pour permettre un traitement utile des fractures.

Lorsque la vulgarisation de notre méthode sera suffisante, elle confirmera la nécessité de profondes modifications dans l'histoire pathologique des fractures. Le traitement des fractures par le mouvement fournira des documents intéressants pour cette révolution nécessaire, mais ne sera qu'un des facteurs utiles.

D'autres éléments perfectionnant l'étude des fractures permettront de réformer bien des erreurs dans laquelle la chirurgie a vécu.

CHAPITRE PREMIER

Introduction du mouvement dans la thérapeutique des fractures. — Son histoire, son opposition avec les traditions séculaires.

Voici plus de trente années que j'ai entrepris d'introduire dans le traitement des fractures des principes nouveaux, que j'ai institué des méthodes nouvelles fondées sur l'utilisation méthodique du mouvement qu'il faut opposer au principe séculaire de l'immobilisation. La mobilisation et le massage sont en quelque sorte inscrits sur le drapeau des adeptes de cette nouvelle pratique. Lorsque j'ai fait les premières publications sur ma méthode, je savais si bien comment elle m'était personnelle, comment elle était fondée exclusivement sur mes propres observations, que je ne les ai d'abord fait précéder d'aucune enquête historique.

Mais, lorsque l'importance de mes travaux m'ont amené à donner sur la matière un gros volume, j'ai voulu bien savoir quels étaient les antécédents de ma méthode parce qu'il me semblait difficile d'admettre que les faits cliniques qui m'avaient frappé eussent pu échapper absolument à d'autres observateurs.

J'ai eu beau chercher, parcourir les traités classiques anciens et nouveaux, recourir à de véritables explorations bibliographiques, j'ai trouvé bien peu de choses. Nous devrions être très surpris de ce résultat si nous ne tenions compte de cette observation très particulière : les principes anciens du traitement des fractures étaient tellement invétérés, tellement entrés dans l'esprit du public comme dans celui des hommes de science qu'ils avaient en quelque sorte ce caractère religieux qui empêche les meilleurs observateurs d'avoir le courage d'étudier, de critiquer et de détruire des doctrines si bien et si anciennement établies.

En réalité, les antécédents de ma méthode sont si pauvres que les détracteurs classiques qui s'attachent toujours à critiquer toute vérité nouvelle, à déclarer sa vanité d'abord, puis à nier qu'il y ait découverte, n'ont pu trouver rien à m'opposer comme étude antérieure de quelqu'importance.

Pour moi, j'ai cherché avec soin les moindres allusions à l'utilisation du mouvement, les ouvrages où le mot de massage aurait pu être prononcé, ceux dans lesquels la possibilité de négliger les immobilisations fondamentales était soupçonnée. Tout ce que j'ai trouvé se réduit aux courtes indications suivantes et je doute que personne réussisse, mieux puisque, depuis moi, d'autres, guidés par mes recherches, se sont évertués à trouver des faits nouveaux et n'ont rien pu ajouter à ce que j'avais publié.

Dans le *Recueil de médecine et de chirurgie militaires*, on trouve, en 1866, sous la signature de M. Rizet, médecin major de deuxième classe, un travail intitnlé : « Emploi du massage pour le diagnostic de certaines fractures. »

« Le diagnostic des fractures est, dit-il, rendu difficile par les complications d'entorse ou de contusion. On se débarrasse de cet élément de confusion par le massage. »

« Grâce au massage, il peut constater des fractures que l'on aurait méconnu et qu'on aurait hésité à *immobiliser assez longtemps.* » Il n'utilise le massage que pour *diagnostiquer et immobiliser.*

Dans un travail très court publié en 1873 par Bourguet, d'Aix, sur la fracture du radius, l'auteur estime avec juste raison que les enraidissements tiennent à l'absence de mouvement. Son traitement consiste à placer un *appareil inamovible* qui lui permet de faire faire des mouvements aux doigts, et il prononce le mot de massage en disant qu'on *pourrait* masser par dessus l'appareil.

Sauf le mouvement des doigts, il ne paraît avoir eu aucune pratique nouvelle même pour cette fracture.

Du reste, à cette époque, et sans le connaître, j'avais déjà traité la fracture du radius sans appareil comme je l'ai signalé bien des fois à la Société de chirurgie.

On sait que Metzger a traité la fracture de rotule par le massage. La pratique de Metzger fut connue en France seulement après une communication de Tilanus au premier Congrès français de chirurgie de Paris, en 1885, à une époque à laquelle j'avais, depuis longtemps, appliqué publiquement le mouvement et le massage aux fractures.

Pourtant, l'appellation est exacte, mais ce genre de thérapeutique n'a rien à voir avec celle que j'ai conseillée pour les autres fractures.

Tilanus a fait remarquer que ce qui permettait cette application du massage à la fracture de rotule, c'était que la *reconstitution osseuse* était inutile, que le massage favorisait la guérison de l'arthrite, empêchait les atrophies musculaires et mettait la *rotule réunie par un cal fibreux* en état de fonctionner utilement.

Metzger croyait si peu à l'heureuse influence du

massage sur la formation du cal qu'il disait, à propos de l'entorse tibio-tarsienne, qu'il fallait toujours la traiter par le massage, sauf *dans les cas compliqués de fracture* du péroné dans lesquels il faut *éviter de masser*:

Je suis resté si loin des théories et des pratiques de Metzger que, précisément, la fracture de rotule est une de celles pour lesquelles je ne pratique le massage que par exception, la traitant systématiquement par la suture immédiate.

La citation la plus intéressante que nous ayons à faire, est certes celle d'un livre de Norström publié en 1884. A propos d'une entorse compliquée de fracture du péroné, il dit avoir massé et il note que le massage n'avait pas entravé la guérison de la fracture.

C'est à coup sûr la remarque la plus importante qui ait été ainsi faite.

Bien que ce fait n'ait pas été suivi, bien qu'il soit déjà très postérieur aux publications que j'avais consacrées à l'influence des mouvements sur la formation du cal, il y a là un fait intéressant à signaler.

Il faut rappeler dans cette étude historique un auteur qui demande une place à part, M. Berne, non seulement parce qu'il a publié une réclamation de priorité pour le massage des fractures, mais parce qu'un certain nombre d'auteurs lui en ont attribué une sans jamais avoir vu, je pense, sur quels fondements était établie cette réclamation de priorité. J'ai recherché avec soin la publication qu'il avait faite à une époque à laquelle, du reste, le massage des fractures était une opération courante dans mon service (en 1885). Or, cette publication consiste en tout et pour tout en la phrase suivante : « Je propose d'exercer des manipulations des muscles et des téguments des membres aussi précocement que possible lorsque les conditions présentées par les fractures ne sauraient s'y opposer. » Ce passage *sans aucune observation*, sans aucune autre considération à l'appui, est celui sur lequel M. Berne se fonde pour faire admettre qu'il a inventé tout d'un coup et sur une soudaine inspiration, jamais précédée d'une étude quelconque, une méthode que j'ai mis bien des années à inventer et à expérimenter avant d'oser en affirmer nettement la paradoxale importance.

N'est-ce pas là escompter singulièrement la naïveté des contemporains que d'admettre qu'il suffira de cette assertion qui n'a jamais été précédée d'une étude quelconque du sujet ?

Il ne faut pas oublier, en effet, que lorsque j'apportai à la *Société de chirurgie* en 1886 non seulement tout un corps de doctrine, mais de nombreuses observations relatives au massage de toutes les fractures, je n'apportai pas seulement l'expression d'une opinion récente, mais le résultat d'une longue expérience. J'étais arrivé progressivement à ma pratique et on peut trouver, de 1875 à 1880, dans les *Bulletins de la Société de chirurgie* et dans mes publications sur les fractures et lésions articulaires, sur la chirurgie antiseptique, des observations incessamment fournies sur toutes les formes de mobilisation des fractures.

C'étaient les fondements de la méthode et l'on peut aisément suivre l'enchaînement et le progrès de mes recherches, depuis ma première observation de fracture du radius guérie sans appareil et sans immobilisation en 1867, jusqu'à l'exposé parfait de ma méthode dans mes deux communications à la *Société de chirurgie* en 1886. Ce ne fut pas trop d'une longue expérimentation chirurgicale pour métamorphoser absolument cette thérapeutique des fractures dont un rapide exposé historique peut seul rappeler les conditions anciennes.

Ma pratique personnelle avait naturellement parcouru toutes les phases nécessaires depuis que mon attention avait été éveilllée sur les inconvénients de l'immobilisation et je n'avais eu la pensée d'utiliser le massage que parce que, par une fortune particulière, j'avais été initié aux pratiques de massage dès le début de mes études médicales, si bien qu'au cours de mon internat, de 1866 à 1869, j'avais eu de nombreuses occasions d'étudier l'influence du massage sur la vitalité des membres.

Ce sont mes observations, longtemps et souvent renouvelées, mes expérimentations souvent répétées qui m'ont amené progressivement à la compréhension de l'importance du mouvement pour la réparation des os dans la thérapeutique des fractures.

Il est singulier de constater que le traitement des fractures, dont l'institution remonte si haut dans la nuit des temps que nous n'avons aucune idée de l'époque où les appareils et l'immobilisation ont été inventés, est resté constamment établi sur les mêmes données, sur les mêmes principes depuis que la science chirurgicale est constituée.

Lisez tous les Traités des fractures, depuis les plus anciens jusqu'aux plus modernes, depuis Hippocrate jusqu'à Ambroise Paré, depuis Ambroise Paré jusqu'à Dupuytren, Malgaigne, Hamilton et toutes les Encyclopédies que je ne puis même énumérer, tous vous signalent le mouvement comme l'ennemi de la formation du cal, de la réparation osseuse. C'est un obstacle à cette formation. Aussitôt que l'on observe un défaut de consolidation, c'est le mouvement que l'on accuse.

Pour guérir, tous les médecins ne tiennent compte que d'un fait. L'os est un levier rigide. S'il est brisé, il faut fixer ses fragments en place, dans la position de l'os normal, et les immobiliser. *Réduire et immobiliser* sont les seuls actes qui retiennent l'attention.

Ambroise Paré, le premier chirurgien qui ait noté avec une grande hardiesse ses observations personnelles, et dont l'imagination est toujours en éveil pour créer quelque chose de nouveau, hésite souvent entre son imagination et les traditions anciennes relatives aux fractures, mais il conclut toujours par des remarques qui l'amènent à être plus exact et plus violent pour assurer la réduction et la contention des fractures.

Il ajoute seulement à cela l'indication des médicaments qui doivent favoriser la production du cal et le recollement des os.

Sauf ce point, les vues de Dupuytren, de Malgaigne ou de Hamilton sont exactement les mêmes. Pourtant, comme tous les auteurs du XIXe siècle sont convaincus qu'ils ont sur l'anatomie et sur la physique des notions bien plus précises que les auteurs anciens, ils appliquent avec plus de rigueur les procédés de réduction et de contention, et imaginent de nouveaux détails pour les réductions et pour les appareils.

Chose singulière, ils sont tellement persuadés *qu'ils réduisent réellement les fractures*, et qu'ils favorisent le recollement par l'immobilisation, qu'ils ne tiennent guère compte des observations cliniques. Ils n'ont pas l'idée d'essayer de moyens différents. Si les résultats qu'ils obtiennent sont mauvais, ils n'ont qu'une pensée : les attribuer à l'insuffisance des moyens de réduction et d'immobilisation qu'ils ont prescrits.

Dans les publications sur les fractures on constate bien que, çà et là, de grands observateurs ont été troublés par les faits qui les frappaient malgré eux.

Malgaigne a bien vu les accidents dûs aux contractures musculaires autour des fragments dans le membre inférieur. Il a pensé trouver un moyen de les prévenir en employant le plan incliné.

Hamilton, parlant des fractures du coude, donne le conseil de mobiliser immédiatement les fragments, au *risque de ne pas avoir une bonne fixation* des fragments, parce qu'il faut prévenir l'ankylose.

Velpeau recommandait de ne jamais serrer les appareils de fracture du radius, de peur de déterminer des ankyloses persistantes.

Ces hésitations montrent que les inconvénients de l'immobilisation ne pouvaient toujours leur rester inconnus. Cependant aucun d'eux n'a eu l'audace d'aller contre les idées reçues. Tous sont revenus bientôt à l'immobilisation la plus complète possible, après la réduction la plus violente.

Nous trouvons de la part des plus grands chirurgiens des inventions extravagantes, comme cette attelle de Dupuytren pour la fracture du radius, dont l'action est fatalement vaine puisqu'il lui faut lutter, d'un point d'appui détestable, contre la contracture invincible des muscles et contre la rétraction cicatricielle d'un foyer de fracture, ou cet appareil de Desault pour la fracture de la clavicule, qui rappelle les corsets de supplice du moyen-âge et sous lequel la contracture des muscles assure pour l'avenir le maximum possible de difformité par chevauchement des fragments de clavicule.

Quels que soient les auteurs, même ceux qui ont hésité, tous reviennent à la formule que Malgaigne a nettement inscrite en tête de son grand *Traité des fractures* :

« Le traitement des fractures peut se réduire à deux grandes indications : *réduire* la fracture et la *maintenir réduite* jusqu'à la consolidation complète ».

Le XIXe siècle a vu naître un nombre considérable de travaux sur les fractures. Tous apportent surtout des théories physiques et géométriques sur le mécanisme de fracture. S'ils traitent de thérapeutique, c'est en faveur de nouveaux moyens de *réduction* et de *contention* des fractures.

Une invention nouvelle a joué un rôle énorme dans cette thérapeutique : l'invention des appareils inamovibles. C'est là un moyen extrêmement précieux pour certains cas. Mais l'engouement pour ces appareils a été tel que, dans un très grand nombre de cas, ils apportent par les maux de l'immobilisation les pires conséquences. Il faut venir à notre temps pour qu'on se rende compte des fâcheux effets de l'immobilisation absolue sur la nutrition des membres. Le problème du traitement des fractures, qui était auparavant réduction et immobilisation relative, est devenu « *réduction*, application de l'*immobilisation absolue* pour un ou plusieurs segments du membre *sans souci de la durée de ces immobilisations* ».

Peut-être l'excès du mal amené par l'abus de cette invention géniale a-t-il contribué à faire comprendre la nécessité d'un changement de thérapeutique. Pour ma part, c'est l'excès de ce mal qui, avant toutes choses, m'a particulièrement frappé.

Mais il ne suffit pas qu'un mal soit bien noté par des observateurs pour qu'on change brusquement de pratique et qu'on remplace la mauvaise thérapeutique par une bonne. Notre art doit avoir une marche plus lente. Il est sage de rechercher pourquoi une modification qui bouleverse tous les principes les plus anciens peut se produire, peut venir à l'esprit d'un observateur et peut être adopté par la majorité des médecins accoutumés à une pratique qui a bien des inconvénients, mais qui pendant des siècles a rendu des services incontestables et incontestés.

Il faut rattacher ce progrès de la thérapeutique au grand bouleversement scientifique qui a créé notre chirurgie moderne.

L'idée paradoxale d'introduire le mouvement dans le traitement des fractures et son adoption par le public médical ne peuvent devoir leur développement et leur succès qu'à quelque cause importante.

C'est l'excès de ce mal qui m'a ouvert les yeux sur les inconvénients de l'immobilisation et en compensation sur le rôle que peut jouer la mobilisation dans la réparation des fractures. C'est cette observation qui m'a donné la hardiesse de faire de la mobilisation *un principe capital* pour le traitement des fractures. C'est la démonstration de ce principe par les observations cliniques les plus multipliées qui a fait le succès de ce traitement.

Mais avant de faire connaître le résultat de mes observations et de mes expériences, j'ai longtemps médité sur ces faits. Je suis convaincu que je ne me suis décidé à publier des conclusions contraires à toutes les idées reçues et à provoquer une révolution thérapeutique que parce que je venais d'assister et de prendre part aux transformations de la chirurgie.

Pasteur et Lister ont tellement bouleversé toutes les notions antérieures, que leur exemple nous a amené à ne pas hésiter à entreprendre une critique sévère des notions scientifiques et pratiques les mieux établies. Ils nous ont inspiré une hardiesse singulière, qui seule pouvait amener à des découvertes utiles et transformer ce qu'il est le plus difficile de transformer, les pratiques établies sur les habitudes les plus anciennes, que nous caractérisons par le mot de *routine*.

On peut trouver exagérées mes affirmations sur ces conséquences éloignées des découvertes chirurgicales de Lister. Cependant je suis profondément convaincu de cette influence indirecte d'une grande œuvre scientifique et surtout de l'œuvre qui amena une transformation radicale, non seulement de la *théorie scientifique*, mais de l'*exécution matérielle du détail* des actions propres du chirurgien, qui dut transformer du tout au tout ses habitudes pratiques.

Cette œuvre extraordinaire qui a bouleversé toutes les habitudes, détruit tout l'édifice de notre éducation chirurgicale, nous a donné une aptitude au changement telle, qu'il nous est devenu possible à notre tour d'accomplir une autre œuvre de destruction scientifique, qui a ses dangers, mais qui seule peut conduire à de grandes transformations de la science et de la pratique.

C'est, en effet, une des choses les plus singulières pour notre éducation antérieure que cette transformation que j'ai préconisée. Un éminent chirurgien américain, Caldwell, de Freeport, qui avait suivi avec assiduité mon service de l'Hôpital Beaujon et passé en revue toutes les variétés de fractures que j'y traitais, disait en en rendant compte : « C'est une chose bien singulière, quand on a conscience d'avoir pratiqué pendant toute une vie de chirurgien, de constater qu'en suivant scrupuleusement les préceptes de la science, on s'est constamment trompé et pour une pratique si bien établie du traitement des fractures, on a fait le mal là où on croyait faire le bien. »

N'est-ce pas la même pensée que Sir William Bennett exprime dans l'introduction de ses *Lectures on the use of massage and early passive movements in recent fractures*. « Toute personne intelligente doit vraiment être surprise en songeant que l'enraidissement, la douleur et les autres inconvénients qui suivent le traitement classique des fractures ont été conservés pendant de si longues années, alors que, dans dans la majorité des cas, il est si facile de les prévenir par le traitement si simple que nous allons exposer dans ces leçons. «

Dès ma première communication à la *Société de chirurgie,* M. Trélat, qui représentait parmi nous l'autorité scientifique, la doctrine de l'enseignement officiel, s'écriait : « Dites-nous, si vous voulez, que les immobilisations peuvent être utilement diminuées, qu'il faut modifier certaines de nos pratiques trop longues d'immobilisation, mais ne nous dites pas que le traitement séculaire des fractures par l'immobilisation peut et doit être supprimé ; c'est un fondement sans lequel il n'y a pas de traitement utile des fractures. » On ne trouvera dans les *Bulletins de la Société de chirurgie* que l'expression très atténuée de l'énergie avec laquelle il avait combattu nos propositions. Mais on se rendra facilement compte de l'état de l'opinion classique à l'égard de ces propositions en se rappelant que l'année dernière, 23 ans plus tard, publiant une leçon très étudiée sur le traitement des fractures en général, P. Berger, admettant après de longues années de notre expérience l'influence de la mobilisation, n'en accordait la possibilité qu'en suite d'une immobilisation raccourcie, mais toujours rigoureuse au début.

On peut constater la répugnance et l'étonnement que provoquait la nouvelle méthode, et on conçoit aisément que rompre si nettement avec des habitudes acquises, même en vertu des observations les plus multipliées, constitue une véritable révolution. Or, les révolutions doivent avoir des causes multiples et puissantes et répondre à un état d'esprit qui engendre une hardiesse particulière. Nos longues expériences, nos multiples et très anciennes observations nous avaient instruit des faits nouveaux, mais la transformation par Pasteur et Lister de notre mentalité scientifique en une hardiesse qui touchait à la témérité, a certainement joué un rôle capital dans nos résolutions.

Pour bien comprendre comment j'ai pu être amené à envisager d'une façon si nouvelle et si étrange les phénomènes de réparation des fractures, à étudier l'influence élémentaire du mouvement sur la vitalité et sur la régénération des organes altérés ou détruits par le traumatisme, il ne faut pas oublier que d'autres circonstances particulières ont influencé notre esprit. Il s'agit de circonstances qui n'ont sans doute aucun rapport direct avec le traitement des fractures, mais qui nous ont conduit à étudier avec une véritable prédilection certains progrès contemporains de la médecine et de la physiologie.

En même temps qu'en France on commençait l'étude de bien des pratiques empiriques de massage et de gymnastique, l'étude scientifique du mouvement s'affirmait et se développait.

Deux savants français ont été les grands directeurs de ce mouvement.

Marey a fait l'étude méthodique, mathématique en quelque sorte, des mouvements qu'il nous a appris à enregistrer et à représenter par des figures fidèles et expressives, et Lagrange a introduit dans l'étude des mouvements fonctionnels et gymnastiques l'analyse médicale en appliquant les notions physiques de Marey aux œuvres de sport et d'entraînement. Certainement, mes relations avec ces deux savants ont contribué à m'amener à étudier le mouvement au point de vue de ses conséquences physiologiques et pathologiques pour les fractures et les traumatismes articulaires.

Depuis, un nombre considérable de savants, de gymnastes, de massothérapeutes et autres ont étudié avec soin tous les faits scientifiques de cet ordre, et l'état actuel de ce que l'on appelle la *physiothérapie* est la suite d'une série d'études très modernes.

L'étude éducatrice et thérapeutique des mouvements paraît être née au siècle dernier en France. La gymnastique d'Amoros et de Laisné avait eu au début des visées éducatrices qui sont longtemps restées dans notre pays très restreintes, tandis qu'en Angleterre et en Amérique la pratique des sports menait à des notions empiriques importantes sur le mouvement et l'entraînement, tandis surtout qu'en Suède et Norvège l'étude éducatrice des mouvements et le développement de la science du massage prenaient un caractère vraiment scientifique, passaient entre les mains des savants et des médecins, alors qu'en tout autre contrée elle restait entre les mains des empiriques.

Il ne faut pas en effet méconnaître que la part de la Suède et de la Norvège dans l'évolution du massage et de la gymnastique est une part scientifique. Il ne faudrait pas imaginer que la différence fondamentale de la gymnastique dite suédoise et des autres gymnastiques est dans une différenciation absolue des mouvements. Le mérite de cette gymnastique est l'application d'une règle scientifique, d'une méthode régulière. C'est dans cette méthodisation qu'il faut chercher l'origine de ses succès. Des formes de mouvements très différentes ont pu également donner des succès quand on les a mesurées et provoquées avec une méthode régulière. C'est encore *la méthode* qui a permis de multiplier les applications d'un procédé thérapeutique à des éducations et à des traitements très différents.

En ce qui concerne la pratique des fractures que je conseille, j'ai réussi surtout par l'introduction d'*une méthode rigoureuse* dans l'application à la thérapeutique des fractures de formes spéciales du mouvement. C'est la *méthode* qui a permis la généralisation de cette thérapeutique et son application à toutes les formes de traumatisme du squelette et des articulations.

Il n'est pas inutile de rappeler ainsi cet esprit de méthode qui, pour moi, a été le fil conducteur dans l'institution d'une thérapeutique révolutionnaire, et cela est si vrai que tous les antécédents je les ai trouvés dans mes essais, dans mes recherches, dans la succession de mes applications.

J'ai commencé par diminuer l'immobilisation, puis je l'ai supprimée.

Puis, j'ai mobilisé de bonne heure, puis j'ai mobilisé immédiatement après le traumatisme.

Puis, j'ai appliqué le massage, c'est-à-dire une forme de mobilisation des muscles, des articulations et même des fragments osseux, forme spéciale dont il a fallu déterminer les indications et les limites.

Et c'est ainsi que des années d'observations et d'expérimentations m'ont amené à constituer la pratique hardie de la mobilisation méthodique et thérapeutique fondée sur cette observation clinique : « une certaine quantité de mouvements des fragments favorise les phénomènes de réparation de la consolidation osseuse ».

Depuis que la méthode a été instituée et généralisée, deux progrès capitaux pour l'étude et le traitement des fractures ont pris jour, la suture osseuse et la radiographie.

Je ne veux pas ici décrier la suture immédiate, appliquée aux os fracturés. Lorsque Sir Hector Cameron a pratiqué la première suture de rotule, lorsque lord Lister a publié sur ce sujet ses travaux, j'ai été des tout premiers à l'imiter. Je crois bien que je suis encore le chirurgien du monde entier qui a fait le plus grand nombre de sutures de rotule.

Je crois aussi qu'il y a peu de chirurgiens plus familiers que moi avec la suture osseuse en général. J'estime donc qu'on peut tirer de la suture immédiate, faite antiseptiquement, les résultats les plus précieux. Mais la suture osseuse appliquée comme *méthode générale* au traitement des fractures, comme l'ont préconisée Aburnott Lane en Angleterre, Lamboth à Gand, Tuffier à Paris et nombre d'autres chirurgiens, mérite-t-elle d'être généralisée et préférée à tout autre méthode ?

Pour ma part, sans nier ses précieuses ressources, je la considère tout autrement.

Je crois que c'est une sorte de continuation de la méthode ancienne : *réduction et fixation des fragments*. Il semble même qu'elle constitue l'idéal de la réduction suivie de l'immobilisation. Elle a certainement été, avant tout, considérée comme réalisant l'idéal du vieux précepte de traitement des fractures. Aussi, est-il certain que plus la méthode de la mobilisation prendra de développement, moins la suture immédiate aura d'occasions de s'exercer. Si, comme je l'ai démontré, un peu de mouvement est utile à la réparation du foyer de fracture, il est bien évident que la suture ne saurait constituer le mode idéal du traitement, la suture correctement faite devant supprimer tout mouvement fragmentaire. J'en puis donner un exemple pratique immédiat. La plus simple de toutes les sutures est certainement la suture de l'olécrane. Je l'ai pratiquée pour des fractures anciennes, mal traitées par d'autres chirurgiens. Je n'ai jamais eu l'occasion de la faire pour des fractures récentes bien traitées par ma méthode, puisqu'en une quinzaine de jours, sans opération, la guérison parfaite était obtenue.

Depuis que j'ai institué le traitement des fractures par le mouvement, un autre fait nouveau et considérable est venu éclairer l'étude et le traitement des fractures : l'application de la radiographie à la recherche et à la thérapeutique des fractures.

Bien que je sois l'auteur d'un mémoire intitulé : *Les erreurs de la radiographie*, j'apprécie aussi bien que qui que ce soit l'importance de la radiographie en matière de fractures. Mais j'estime d'une part que la radiographie ne peut nous dispenser d'étudier la pathologie des fractures, et d'autre part qu'elle ne peut permettre à un ignorant de remplacer un médecin dans la détermination d'un diagnostic ou d'un traitement de fractures.

La radiographie, qui ne donne que la représentation de la *projection* des os, est sujette à bien plus de défectuosités que la photographie ordinaire par *réflexion*. Il faut donc juger avec sévérité les images qui, pour une foule de raisons, peuvent donner des représentations infidèles du foyer de fracture. Il faut savoir en apprécier la valeur. Ce n'est qu'avec beaucoup d'expérience que l'on devient un bon juge des radiographies de fractures, même lorsque celles-ci sont très bien prises.

En outre, une radiographie mal prise peut créer une foule d'erreurs de représentation qu'il faut bien connaître et qui donnent bien des illusions au public non médical.

Ces deux réserves faites, la radiographie est un

aide merveilleux pour le diagnostic et pour le traite ment des fractures. Désormais, toutes les fois qu'i est possible de l'utiliser, le chirurgien ne doit pas manquer.

Pourtant l'utilité de son aide est très variable. Dan l'immense majorité des cas, l'absence de radiographi a bien peu de chance d'empêcher un bon diagnosti et un bon traitement. Ce n'est une nécessité capital que pour des cas rares et ce n'est le plus souven qu'un complément de sécurité qui donne une assu rance utile et une démonstration intéressante pou l'entourage du blessé, un document pour l'avenir.

En ce qui concerne le point de vue personne auquel nous nous sommes placés dans le traitemen des fractures, la radiographie nous a apporté u secours très particulier... Depuis longtemps nou avons soutenu que les chirurgiens qui prétendaien en réduisant les fractures, ajuster bout à bout le fragments osseux et leur rendre leur position no male, se trompaient et que, malgré le défaut de cett situation, malgré un certain degré de chevauchemer persistant, la fonction des membres redevenait pa faite. Le but à poursuivre en thérapeutique ne deva donc pas être cette juxtaposition idéale.

Justement la radiographie a beaucoup surpris le médecins en leur montrant des fractures bien guérie dans d'excellentes conditions fonctionnelles, avec des déplacements osseux considérables. Souvent même, en examinant ces radiographies, les chirurgiens peu instruits de ces choses, et plus encore les patients, croient à des fautes commises, alors que la fonction du membre est aussi parfaite que les conditions le permettent.

C'est là un renseignement qui nous sera précieux pour instituer un traitement moderne des fractures.

CHAPITRE II

Principes et développement de la méthode de mobilisation. — Observations qui en ont déterminé la genèse.

Le coup d'œil historique que nous avons jeté sur les faits qui ont présidé à la transformation de la thérapeutique des fractures était nécessaire pour faire comprendre l'importance de la méthode et la bien différencier de tout ce qui a été fait, non seulement avant, mais depuis elle. Mais cela ne suffit pas pour montrer au médecin très exactement la voie à suivre et il n'est pas inutile de revenir un peu sur l'évolution de cette méthode pour faire comprendre que le médecin ne doit pas considérer qu'il a fait tout le nécessaire dès qu'il se sera efforcé de réduire la fracture et de placer l'appareil d'immobilisation le plus parfait possible.

Les principes d'autrefois doivent être remplacés par les suivants :

Ce n'est pas l'immobilisation qui favorise la formation du cal, mais le mouvement ;

Le mouvement qui favorise la réparation du cal n'est pas un mouvement quelconque, mais un mouvement dosé, car, suivant les cas et les doses, le mouvement pourrait arrêter la formation du cal ou l'exagérer ;

L'immobilisation est toujours une condition défavorable pour la vitalité du membre ;

L'immobilisation n'est pas le seul remède à la douleur des fractures ;

La douleur peut même trouver un remède plus parfait dans une certaine forme de mouvement ;

Loin d'être le facteur unique et inévitable du traitement des fractures, l'appareil d'immobilisation n'est qu'un facteur de ce traitement et un facteur souvent secondaire ou même inutile.

Toute une série de mouvements spéciaux et dosés doivent jouer un rôle dans la thérapeutique ;

La réduction des foyers de fracture n'a que certaines indications. On ne doit pas considérer la réduction comme une nécessité primordiale. Il y a des circonstances dans lesquelles elle est préjudiciable à tous les sujets.

J'ai peu à peu démontré que toutes les fractures peuvent bénéficier de l'application de ces principes nouveaux, mais il serait difficile au médecin de se contenter d'affirmations pour transformer sa mentalité en ce qui concerne une thérapeutique si contraire à tout ce qu'on lui a enseigné. Il doit donc se rendre un compte exact des phases par lesquelles j'ai passé, pour arriver lui-même à la constatation des faits nouveaux et à l'établissement de règles nouvelles.

Tous les chirurgiens qui ont étudié attentivement les fractures ont pu faire des observations identiques à celles qui m'ont conduit à la transformation de la thérapeutique des fractures.

Les observations montrant que la mobilisation des fragments n'empêche pas la consolidation osseuse et même la favorise ont été les suivantes :

Observations fréquentes de sujets qui, après une immobilisation absolue et prolongée, ont eu des retards de consolidation ;

Observations très fréquentes de sujets qui, avec l'immobilisation prolongée, arrivent à la consolidation, mais gardent des membres impotents et définitivement inguérissables ;

Observations contraires de fractures faciles à constater qui, pour des raisons accidentelles, n'ont subi aucune immobilisation et pourtant ont montré une excellente réparation osseuse ;

Observations de fractures méconnues chez des sujets qui ont subi des massages intempestifs et chez lesquels il y a eu excellente guérison ;

Observations de fractures compliquées de plaies pour lesquelles, malgré la mobilisation fréquemment répétée pour les pansements, on voit la réparation se faire aussi rapide ou même plus rapide que pour des fractures simples bien immobilisées.

C'est en étudiant attentivement tous ces cas que j'ai bien constaté que non seulement le mouvement n'empêche pas la réparation de l'os, mais la favorise.

Assuré que l'immobilisation absolue ne favorise pas la réparation osseuse, tandis que la mobilisation lui donne plus d'activité et favorise la vitalité du membre, j'ai commencé à mobiliser pour bien des fractures, à supprimer bien des appareils immobilisateurs.

Sachant que la conséquence des fractures est de mettre les membres en une mauvaise condition de vitalité qu'exagère encore l'immobilisation, j'ai cherché à combiner le mouvement nécessaire avec des pratiques favorisant la vitalité du membre, sa circulation et surtout son innervation. C'est ce qui m'a conduit non seulement à supprimer les appareils inamovibles, à mobiliser les régions fracturées, mais à utiliser *un massage spécial* propre aux fractures et non *le massage* tel que le comprennent les empiriques et un grand nombre de médecins et de spécialistes.

J'avais déjà vérifié cliniquement tous ces faits par de longues années de pratique de mobilisation lorsque j'ai eu la bonne fortune de voir mes observations corroborées par une expérience scientifique très précise. C'est un savant de l'autorité de Corni qui fit sur les animaux des expériences, des fractures expérimentales, puis des examens histologiques puis par l'étude de ces cas, démontra nettement les faits physiologiques qui justifient le renversement de la doctrine séculaire de l'immobilisation des fractures

Ce furent naturellement les fractures articulaires pour lesquelles j'ai d'abord observé les dangers et l'inutilité de l'immobilisation, puis les avantages de la mobilisation, parce que ce sont les sujets atteints de ces fractures qui souffrent le plus de l'immobilisation.

Mais j'ai bientôt observé les mêmes phénomènes pour toutes les fractures, et peu à peu j'ai pu donner à la méthode une généralisation fructueuse.

Je ne puis passer en revue toutes mes observations et toutes leurs variétés. Mais il me faut au moins indiquer les dates de leur début et leur succession pour montrer comment j'ai fait ces observations pendant une longue suite d'années. On ne concevrait pas sans cela comment a pu venir à un chirurgien l'idée de créer une méthode aussi révolutionnaire, bouleversant les pratiques les mieux établies. La longue durée de ces observations devait seule assurer la justesse des principes nouveaux.

En 1867, j'observai le cas d'une fracture du radius avec déformation bien nette sur une femme de 76 ans. Elle me montra son avant-bras six semaines après l'accident. Elle n'avait fait voir son poignet à aucun médecin. Dès le premier jour, elle avait cherché à remuer ses doigts en bravant sa douleur. Malgré une certaine déformation, la réparation était idéale au point de vue de la fonction. Je suivis cette blessée, en 1867, 1868, 1869, jusqu'à l'âge de 78 ans, conservant un poignet souple, indolore, puissant, de fonction irréprochable.

Depuis ce jour, je ne perdis aucune occasion de traiter la fracture du radius sans appareil, ou dans ma lutte difficile contre les préjugés, de supprimer l'appareil inamovible le plus rapidement possible. Plusieurs discussions à la Société de chirurgie, depuis 1875, en peuvent témoigner [1].

J'avais déjà fait antérieurement une autre obser-

[1] *Bulletin Société de chirurgie*, 1879, p. 861, et 1880, p. 251.

vation qui m'avait beaucoup frappé. J'avais eu la bonne fortune, dès le début de mes études médicales, d'être initié au massage pour l'entorse tibio-tarsienne par un de mes maîtres. Mais celui-ci, comme tous les autres, m'avait mis en garde contre les cas obscurs dans lesquels on confond l'entorse et la fracture du péroné, ce qui vous expose à masser une fracture au lieu d'une entorse et doit causer les accidents les plus graves. J'eus la bonne fortune de faire l'observation du contraire. Je fus frappé de voir guérir sans incident aucun, même avec une grande perfection, un sujet que j'avais bien observé, qui fut massé par un empirique, malgré une fracture très évidente du péroné, méconnue et niée par l'empirique. Cette guérison survint malgré la brutalité très connue du masseur, malgré la douleur subie, malgré les craquements osseux perçus pendant le massage, par le patient. J'eus ensuite l'occasion de suivre le malade pendant bien des années et de constater le bon état du membre.

Ces observations m'avaient conduit, dès mon internat (1866-1869), à étudier tous les cas contredisant les idées reçues, et à chercher toutes les occasions de diminuer la part de l'immobilisation absolue dans les fractures, très frappé que j'étais partout des désastres dûs à l'immobilisation absolue et prolongée que nous étions chargés d'instituer, et qu'en toutes occasions je tâchai d'éviter.

En 1874, je commençai l'application très régulière de la méthode de Lister. Le traitement des fractures compliquées de plaies fut, pour moi, comme pour tous les chirurgiens de cette époque, l'objet de soins tout particuliers. Je constatai rapidement, comme je l'ai signalé dans mon *Manuel de chirurgie antiseptique* (1876 et 1880) que le mouvement ne gêne pas la réparation d'une fracture ouverte et traitée par la méthode de Lister. A cette époque, l'application de la méthode nécessitait des pansements et par conséquent des mouvements fréquents. Je suivis, entre autres cas, une fracture du coude avec plaie qui, malgré des pansements faits tous les quatre jours, se répara avec autant de rapidité que celles qui étaient tenues dans la plus complète immobilité[1].

[1] Dans ma *Chirurgie antiseptique*, publiée en 1879, on trouvera la phrase suivante : « Tandis que les auteurs attachent une importance capitale à l'immobilisation d'une fracture compliquée, nous trouvons ici qu'avec de petits mouvements, avec un appareil médiocrement immobilisant, la consolidation se fait bien, et aucune complication inflammatoire n'en résulte. Ce fait a une valeur réelle pour le traitement de certaines fractures. Même j'ai pris l'habitude, dans les cas de fractures articulaires voisines des articulations, de ne pas immobiliser absolument, de façon à tâcher de conserver les mouvements articulaires. »

Ce ne fut donc pas parce que j'avais massé pa hasard une fracture en la confondant avec un entorse que j'inaugurai la mobilisation et le massage Ce fut parce que mes observations me permettaien de formuler un principe nouveau : *l'utilité du mou vement et du massage pour la réparation osseuse* Cela fut fait à une époque à laquelle, si on avai massé par hasard une fracture, il eut fallu s'excuse et s'étonner de ne pas avoir causé d'accidents parc que *pe*ɪ *sonne avant moi n'ava t formulé ce principe*

Fort de mes observations, dès 1881, prenant possession, à l'hôpital Tenon, d'un grand service où le fractures étaient très nombreuses, j'expérimenta chaque jour la méthode que je voulais créer et chaqu année marqua pour moi un progrès dans ma pratique Je l'enseignai à tout le monde ; je dressai des assistants et des masseurs. Tout cela fut laborieux, mai lorsqu'en 1886 je fis à la Société de Chirurgie deu longues communications, j'avais plus de quarant observations régulièrement prises avec une méthod précise, et, dès cette année, je pus faire connaîtr les applications de la méthode que j'avais commenc à faire aux fractures du radius, du péroné et bientô la plupart des autres fractures.

Plus de ving-cinq années de démonstration et d'enseignement dans les services hospitaliers de Tenon, de Saint-Louis, de Beaujon, de l'Hôtel-Dieu ont amené le public médical à adopter ma méthode.

Repoussée officiellement par beaucoup de professeurs de Faculté, elle a progressé surtout parmi les médecins praticiens faisant beaucoup de pratique. Elle a reçu en Angleterre et en Amérique un accueil particulièrement favorable. Même, à l'heure actuelle, son influence est telle que pour certaines fractures, aucun chirurgien n'oserait avouer qu'il a conservé l'immobilisation prolongée, qui est pourtant encore appliquée bien plus qu'il ne faudrait. Le public lui-même commence à comprendre les inconvénients de l'immobilisation et en certains cas il la refuse. Dans tous les pays il y a des chirurgiens qui ont adopté exactement et scrupuleusement la méthode et l'ont appuyée de ce principe :

« Une certaine quantité de mouvement des fragments est plus favorable à la réparation osseuse, au développement du cal que l'immobilisation ».

La multiplicité des faits relatifs à ce principe est telle qu'il serait fastidieux de tout citer ; ce serait l'histoire entière des fractures. Rappelons seulement comment on peut opposer la *plaie osseuse* à la *fracture*. La plaie *sans mobilité fragmentaire* se comble *difficilement* alors que la fracture, c'est-à-dire la *solution de continuité* absolument *mobile*, est *rapi-*

dement comblée par un excès de production osseuse. Non seulement les vides sont comblés, mais le champ du traumatisme osseux est enveloppé. C'est là le résultat d'une observation vulgaire.

Mais il y a plus. M. Cornil, faisant avec M. Coudray des fractures chez les animaux, a constaté que la production osseuse qui les répare est plus abondante si les fragments osseux sont mobilisés.

Il a pu montrer que chez les jeunes animaux cette mobilisation des fragments non seulement provoque une production osseuse, mais la provoque si exagérée qu'elle forme des tumeurs.

C'est bien là l'observation sur les animaux du fait que j'ai depuis longtemps cliniquement montré chez les enfants que l'on masse et chez lesquels j'ai noté un développement trop considérable du cal osseux.

Depuis longtemps j'avais dit : *Pour l'enfant il faut être sobre du massage et de la mobilisation* sous peine de produire des *cals exubérants* dont il faudra plus tard obtenir la résorption quelquefois trop lente.

Une foule de faits peuvent servir à démontrer cette donnée fondamentale. « Une certaine quantité de mouvement des fragments provoque la reproduction osseuse ». Dès lors le problème thérapeutique *consiste à n'utiliser que la quantité de mouvement nécessaire* et d'autre part à *employer ce mouvement sous la forme qui sera la plus favorable à la réparation du membre.*

C'est bien là le fondement de la méthode de mobilisation et de massage appliquée au traitement des fractures.

Mais cette méthode n'a-t-elle que l'avantage de donner une production osseuse plus rapide et plus complète ? Pour tout chirurgien qui étudie bien la physiologie pathologique du membre brisé, il est facile de constater que les avantages du mouvement sont multiples, aussi multiples que sont multiples les inconvénients de l'immobilisation absolue.

La méthode qui nous donne une réparation plus parfaite, plus rapide et plus régulière du membre nous a permis de constater un certain nombre de faits d'importance capitale que nous n'observions pas auparavant ou que nous observions mal, n'ayant devant nous que des cas de réparation moins parfaite et plus complexes avec les traitements habituels.

Nous avons pu ainsi mettre hors de doute que les efforts de réduction avec lesquels le chirurgien imagine qu'il réduit la fracture n'ont pas habituellement pour résultats le retour de l'os à sa forme exacte. La persistance d'un certain degré de déformation osseuse est habituelle. Mais elle n'a, en elle-même, aucun inconvénient pour la fonction. Beaucoup de sujets, avec une réduction manifestement imparfaite, ont une fonction excellente.

Cela tient surtout à ce que la déformation la plus redoutée, le raccourcissement de l'os, est favorable plutôt que défavorable aux fonctions musculaires [1]. Cela tient aussi à ce que la perfection de la fonction dépend moins de la forme exacte du squelette que d'autres conditions nombreuses et capitales (souplesse des parties molles, mobilité articulaire, bon état des tendons, des nerfs, des vaisseaux, vitalité du membre, puissance musculaire, etc.).

La réparation d'un membre fracturé est un fait infiniment plus complexe qu'on ne l'imagine au premier abord. Quand on l'étudie attentivement on s'explique facilement pourquoi la méthode de traitement séculaire restée trop simpliste est absolument insuffisante et contraire à une bonne expérience clinique.

Cette méthode séculaire toujours adoptée ne connaissait que deux principes :

La solution de continuité des os comporte une *déformation* et une *perte de solidité*.

[1] De l'influence du raccourcissement du squelette sur la contractilité et la nutrition des muscles qui s'y insèrent. Conséquences pratiques pour les opérations, le traitement des fractures et les traitements orthopédiques, par le Dr Lucas-Championnière, in *Congrès français de chirurgie*, 1909, et *Journal de médecine et de chirurgie*, 10 novembre 1909.

1° En *réduisant* la fracture par des manœuvres et en plaçant des *appareils d'immobilisation* on rétablit *la forme du membre*; ce qui est indispensable à sa fonction ;

2° La longue immobilisation après réduction assure la *solidité* du membre et par conséquent sa fonction.

Pourtant la réduction d'une fracture n'est pas l'opération simple que l'on présente ainsi. Sauf de rares exceptions, quels que soient les efforts, les fragments osseux ne sont pas ajustés bout à bout comme les chirurgiens l'imaginent, et cela quoique l'aspect général du membre soit satisfaisant et quoique la fonction de ce membre redevienne parfaite.

Il faut donc bien distinguer la réduction *utile*, de la réduction *absolue* dont on parle toujours.

Mais en outre, il y a des cas dans lesquels la réduction, même relative, est parfaitement *inutile*. Il y a même des cas dans lesquels elle est *dangereuse*.

Il y a encore des cas où elle *se fait spontanément*, ou pour parler plus exactement, en vertu de manœuvres et de phénomènes qui ne sont pas l'œuvre de l'effort correctif du chirurgien qui ne peut que l'entraver.

Enfin il y a des conditions de *déformation qui sont*

plutôt favorables au fonctionnement ultérieur du membre et que l'on accoutume le médecin à combattre.

Il nous faut citer quelques exemples pour bien démontrer la réalité de ces diverses observations.

Il est très rare qu'une fracture d'un os long permette la juxtaposition des fragments tout à fait exacte. Voyez une fracture de jambe. Vous l'avez réduite. L'axe est bon. L'appui du pied est excellent. Lorsque le sujet marche, la pointe du pied a bien sa situation et vous dites « la réduction a été parfaite ».

Cependant, si le membre est bien mesuré, vous trouvez un raccourcissement de 2 centim. Il est impossible que la juxtaposition ait existé.

Même, en dehors de tout raccourcissement, étudiez la radiographie des fractures qui paraissent le mieux réduites, et vous trouverez toujours quelque défectuosité dans la juxtaposition, quoique les fonctions soient parfaites. La radiographie est donc venue donner une preuve rigoureuse de la réalité de cette proposition que j'ai défendue bien avant que la radiographie fût connue. La conclusion pratique de cette observation est que le chirurgien a pour devoir en pratiquant *la réduction* d'une fracture de bien établir les conditions d'axe, de direction et de forme du membre compatibles avec un bon fonctionnement et de ne tenir qu'un compte relatif des imperfections de juxtaposition que la radiographie lui ferait constater.

La nécessité de la réduction ne doit pas être absolue, même si une certaine quantité de déformation est observée.

Exemple : Pour une fracture du radius avec enfoncement si il n'y a pas de déviation très notable du poignet en arrière, le fonctionnement du membre est parfaitement compatible avec la déformation. Il en est de même pour la fracture du col du fémur avec laquelle le pied est dévié en dehors, alors que les fragments n'ont pas de mobilité, parce que la fracture est engrenée.

Pour la première, les efforts de réduction ne donneraient guère de résultats au point de vue de la forme, mais augmenteraient les douleurs et le traumatisme. Il n'y a donc aucune utilité à réduire. La réparation et le retour aux fonctions ne sont que plus rapides sans réduction.

Pour la seconde fracture, le cas est plus grave. Non seulement les efforts de réduction sont *inutiles* mais ils sont *dangereux*. Chez le vieillard ou chez les cachectiques qui se cassent le col du fémur, la réparation osseuse est souvent difficile. Avec l'engrènement elle était déjà aux trois-quarts achevée. Cet engrènement permet un rapide fonctionnement du membre qui empêche les atrophies, les escarres, le complications de l'immobilité.

J'ai donc le droit de dire que, dans ces cas, *la pra tique de la réduction est dangereuse.* J'ajoute que depuis bien des années, ayant adopté la pratique d faire respecter l'engrènement et de faire lever le sujets très rapidement dès les premiers jours, je n'a plus trouvé de gravité réelle à la fracture du col d fémur, même pour les sujets dans les plus mauvaise conditions d'âge et de santé générale.

Il y a des cas dans lesquels aucune manœuvre d réduction, même violente, ne donne la réduction d la déformation et dans lesquels, si vous faites tombe la douleur et la contracture, les fragments qui étaien d'abord entraînés hors de leur place normale par le forces invincibles des muscles contracturés, retrou vent spontanément leur situation ou deviennent s faciles à mobiliser en tous sens que l'appareil l moins puissant les maintient en place.

C'est la pratique du massage qui montre ces résul tats au plus haut degré. J'en cite immédiatement le deux cas les plus topiques ; celui de la fracture d l'olécrane et celui de la fracture de la clavicule.

Dans ces cas, aucune force ne ramène les fragment en place. Les chirurgiens, en désespoir de cause après avoir inventé les appareils les plus compliqué qui ne donnent pas de résultats en sont venus à multiplier les sutures.

Deux ou trois jours de massage suffisent à transformer ces fractures, si résistantes au maintien, en fractures pour lesquelles l'appareil le moins serré amène le rapprochement absolu des fragments.

Si le même fait est plus difficile à observer pour les fractures d'os profondément enfouis dans les parties molles, comme les os de la jambe, il n'est pas moins réel. J'ai vu nombre de ces cas dans lesquels une fracture de jambe avec contractures, douleurs, fragments irréductibles devenait lésion sans douleur. Dès lors l'appareil le moins serré suffisait à maintenir les fragments en place.

Il est inutile, en cas semblables, d'invoquer une nécessité chirurgicale de lutter contre la déformation des fractures par des tractions violentes, par des appareils puissants qui n'apaisent pas les douleurs, qui exaspèrent les contractures jusqu'au jour où, sous l'influence d'un commencement de consolidation les effets de ces contractures ont fixé les fragments en position défectueuse.

Il y a donc nombre de cas où le chirurgien a le devoir de ne pas s'occuper directement d'une déformation qui sera corrigée indirectement par des pratiques tout à fait différentes de celles que l'on conseille ordinairement pour la réduction.

Enfin je termine par la proposition la plus para-doxale, la plus révolutionnaire relative à certaine déformations et à l'inutilité de la réduction en cer-taines circonstances.

Il ne faut pas croire que le rétablissement *exac de la forme en longueur* du squelette soit la condi-tion la plus favorable au retour de la fonctio musculaire qui dominera tout le fonctionnement d membre.

Mes observations m'ont montré que *le raccourcis-sement du squelette est plutôt favorable à la fonctio du muscle*. Toute extension du muscle, toute tension le conduit à l'insuffisance et à l'atrophie. Un certai degré de raccourcissement des os sur lesquels il s'ap-puie est plutôt favorable à sa vitalité et à sa fonction Il résulte pour moi de mes nombreuses opérations d résections que ce raccourcissement du squelette es favorable même au muscle déjà atrophié [1].

Lorsque le muscle est bien vivant, comme a moment ou se produit une fracture, il va être dis-tendu par les épanchements, par les congestion locales, tiraillé par les déplacements de fragments Au milieu de cet embarras de ses fonctions, un cer-tain degré de raccourcissement du squelette lui perme

[1] *Loco citato*, p. 38.

de se ramasser sur lui-même et de retrouver plus vite sa contractilité.

Il en résulte que si une fracture s'accompagne d'un léger raccourcissement (2 centim. par exemple) le sujet a plus d'avantage, au point de vue de l'avenir de son membre, à ce que son raccourcissement modéré lui soit conservé. Le membre ne sera que plus puissant et plus facile à rééduquer.

Immobilisation ; inutilité ; dangers.

Ces réflexions importantes relatives à la réduction des fractures montrent quelles transformations il faut faire subir à l'opinion chirurgicale sur la thérapeutique des fractures pour accomplir un progrès réel. Pourtant si la question de la réduction appelle des transformations nécessaires de doctrine et de pratique, il en est bien autrement de la question de l'*immobilisation*. Nous allons voir non seulement qu'elle n'est pas indispensable à la réparation de la forme, mais qu'elle est nuisible, dans l'immense majorité des cas à la réparation définitive des fractures tandis que la mobilisation est un agent actif de cette réparation.

La douleur inspire une grande partie de la thérapeutique des fractures et d'abord l'immobilisation. Mais ce fait de la douleur ne peut être séparé de celui des contractures.

La douleur résulte des déchirures des parties moll[e] et des tiraillements, des irritations des filets nerveu[x] par les fragments. Mais elle résulte aussi des contra[c]tures musculaires provoquées par ces irritations.

C'est précisément à cause de la nécessité de calme[r] la douleur au plus vite que l'immobilisation a domin[é] la thérapeutique des fractures. L'observation la pl[us] élémentaire montre que le meilleur moyen de calme[r] promptement la douleur est d'immobiliser les fra[g]ments d'os brisé. Mais ce résultat n'a rien de définiti[f]. Il n'est même que passager, car longtemps encore [le] moindre mouvement réveillera la douleur jusqu'à [ce] que des modifications intimes se soient produit[es] dans la profondeur des tissus. Il y a plus, des cris[es] douloureuses éclatent dans les membres les mie[ux] immobilisés dépendant des contractures musculair[es] très variables suivant les sujets et suivant les fra[c]tures, mais qui n'ont de tendance à disparaît[re] qu'après un très long temps. Ce phénomène a enco[re] contribué à faire immobiliser le membre non p[as] momentanément mais définitivement jusqu'à ce q[ue] tout phénomène de consolidation soit achevé.

L'observation clinique apprend pourtant que [les] douleurs qui se produisent non seulement au nive[au] de la fracture, mais au voisinage et au loin sur l[es] muscles, les tendons et les articulations peuvent êt[re] autrement modifiées si, après quelque repos, les articulations voisines de la région sont prudemment mobilisées. C'est avec surprise que l'on voit ainsi disparaître une grande part de la douleur que le patient accusait.

Il n'y a pas de région où ces faits soient plus faciles à constater que la région de l'épaule et du coude.

Cette atténuation de la douleur par un mouvement méthodique, bien notable encore au poignet et à la cheville, devient bien plus manifeste encore quand on fait précéder ce mouvement d'un massage prudent des parties molles rapprochées de la fracture et des muscles qui en sont les plus voisins.

Cette fois l'apaisement de la douleur et la disparition des contractures sont assurés, mais avec quelques variétés.

Il faut bien se souvenir qu'en matière de sensibilité et de douleur on rencontre des différences suivant les sujets. Depuis la *sédation immédiate* jusqu'à la *sédation progressive* en trois ou quatre jours, on trouvera tous les intermédiaires. Mais à coup sûr cette sédation, plus ou moins rapide, se produit chez tous les sujets.

Cette sédation est inséparable des modifications de la vitalité du membre et s'associe toujours avec la disparition des contractures.

Or, l'influence de celles-ci est mal connue, quoi qu'elle soit capitale. On connaît seulement les plu douloureuses d'entre elles, qui constituent *les cram pes*. Pourtant elles sont multiples et variables, le unes donnant d'atroces douleurs, les autres plu tolérables, mais encore pénibles, d'autres à pein sensibles, mais jouant pourtant encore un rôle acti et pernicieux pour le déplacement des fragments.

On oublie trop, quand on soigne les fractures, l variété des causes des déformations.

L'écrasement et l'engrènement de l'os peut cause une variété de déformation que l'on peut réduir ou laisser subsister avec avantage (radius, col du fémur).

La violence du choc qui a causé la fracture a pu déterminer le déplacement des fragments et, comme les fragments sont mobiles, bien des causes exté rieures peuvent encore les déplacer (poids du membre, action des corps extérieurs, transmission des mouvements). C'est aux appareils ou à la simple position du membre que l'on donne la mission de corriger ces déplacements.

Mais une troisième cause de déplacement bien autrement grave est *la contracture musculaire*. Que le membre soit en liberté ou qu'il soit enserré dans les appareils les plus serrés, elle détermine les déplacements les plus dangereux et nous pouvons dire que pendant le traitement des fractures, ce sont surtout les contractures qui mettent obstacle à une réparation régulière et parfaite.

Cette contracture invincible se retrouve pour toutes les fractures à grande déformation, pour lesquelles on a inventé en vain les appareils les plus compliqués. La fracture de clavicule pour laquelle on a multiplié sans résultats les appareils de contention, est un type de ces fractures pour lesquelles la contracture empêche toute réduction utile.

Or, le résultat le plus rapide du massage c'est la disparition de la contracture. Après un certain temps de massage on verra que la nutrition du membre reprend sa marche, que la résorption des produits épanchés est favorisée, que le sang épanché disparaît, que la tuméfaction diminue. Mais, ces phénomènes sont progressifs et toujours lents à venir tandis que la disparition de la contracture est, le plus souvent, presqu'immédiate. Un, deux ou trois jours suffisent. Cette disparition est ordinairement contemporaine de la disparition de la douleur. Ce sont deux phénomènes associés, ordinairement inséparables. L'excitation douloureuse engendre les contractures et les contractures créent des douleurs.

L'immobilisation absolue ne fait rien contre les

contractures, tandis que le mouvement méthodique les fait disparaître.

Influence du mouvement et du massage sur la vitalité du membre.

La réparation d'une fracture est un phénomène spontané. On peut presque dire que le cal se forme malgré le chirurgien. Pourtant celui-ci peut avoir sur la formation du cal une influence très réelle, parce que la rapidité et la perfection de ce cal sont liées à des modifications de la vitalité du membre sur lesquelles le chirurgien peut avoir une action considérable.

Il y a du sang infiltré, il y a des éléments anatomiques contus qui sont destinés à se régénérer, il y a des épanchements qui gênent la nutrition et qui devront être résorbés. Or, l'immobilisation est la condition la plus défavorable à la production de tous ces phénomènes de réparation. L'enraidissement, l'atrophie musculaire, la rétraction qui sont phénomènes connexes de toute immobilisation d'un membre normal, se produisent à un degré bien plus élevé sur le membre traumatisé. Pendant longtemps les chirurgiens aveugles n'ont pas voulu constater ce fait. Mais il est tellement frappant que le public même le constate chaque jour.

Or, le mouvement, pour lequel le membre est fait, favorise la vitalité de tous ses éléments. Mais, en outre, le massage peut avoir sur cette vitalité une action qui n'a jamais été bien définie scientifiquement, mais que l'on constate cliniquement.

Ceux qui se contentent d'explications élémentaires ne voient dans les effets du massage que le résultat de la pression mécanique sur les tissus qui forcent à la résorption des matières épanchées. Mais il n'y a pas de doute que l'action du massage ne soit plus compliquée qu'on ne l'a cru.

Son action sur les éléments nerveux périphériques est évidente. L'*anesthésie* par le massage fait suivant une certaine méthode ne peut être contestée.

La forme du massage, le mode des pressions, le sens des pressions et des excitations nerveuses, la qualité du masseur jouent des rôles qui sont dignes de toute notre attention. Le massage ne doit pas être la chose brutale que l'on adopte souvent. Son action bien méthodisée, produit par un processus encore mystérieux des effets multiples dont les principaux sont :

Anesthésie du membre ;

Augmentation de la vitalité et résorption des épanchements ;

Disparition plus rapide des éléments altérés ;

Excitation des organes pour leur fonctionnement ;

Action puissante de sédation sur les contractures.

En définitive, la mobilisation, le mouvement plus ou moins combiné au massage méthodique, sont associés pour produire dans la vitalité du membre une modification profonde qui aboutit à une réparation plus rapide, plus facile, plus complète qu'on ne la connaissait.

Il ne faut pas croire, malgré cet exposé, que le traitement d'une fracture, qui était si simpliste par la réduction et l'immobilisation, soit aujourd'hui plus simpliste encore par le mouvement.

Ni la réduction, ni les appareils et même les appareils d'immobilisation absolue ne disparaissent définitivement du traitement des fractures. Mais il y a des indications pour des modes très divers de traitement. Je conviens que ces pratiques nouvelles compliquent singulièrement le traitement des fractures ; mais y a-t-il lieu de se plaindre de nouvelles pratiques qui mènent à une perfection jusqu'ici inconnue des patients?

INDICATIONS

Quelles sont les fractures que l'on peut et que l'on doit masser et mobiliser? Sont-ce seulement quelques fractures, comme celles de la malléole externe ou du poignet qui ont une parenté avec les entorses pour lesquelles le massage est accepté ?

Si la pratique devait se borner à ces cas, on ne pourrait guère la taxer d'être une méthode chirurgicale, quelqu'intéressante qu'elle puisse être pour une catégorie de patients.

La pratique doit être plus générale. Il faut dire qu'elle est applicable *à toutes les fractures, sauf celles qui présentent une contre-indication*. Or, je ne connais qu'une contre-indication, la *déformation menaçante*.

S'il est constant, comme pour certaines fractures de jambe ou de l'humérus, que le moindre mouvement menace le membre d'une déviation d'axe, il est bien évident qu'il faut, *à regret*, faire l'immobilisation et même la prolonger, fût-ce au-delà du temps nécessaire. Mais, dès qu'il est évident que la tendance à ces déformations ne se produit pas, même pour le milieu de la jambe, même pour le milieu de l'humérus, j'ai bien souvent laissé de côté tout appareil d'immobilisation et pratiqué le massage quotidien.

Il est facile, pour ces cas, de voir la réparation plus rapide, plus parfaite, les parties molles et les articulations souples, et par conséquent le sujet réellement guéri à l'époque à laquelle il devrait à peine sortir d'un appareil immobilisateur. Mais, tandis que, pour ces fractures, il y a seulement une plus grande activité de la réparation, non négligeable, sans doute, si vous avez à faire aux fractures articulaires (fractures du poignet, des malléoles, du coude et de l'olécrane, de l'extrémité supérieure de l'humérus, vous trouverez des résultats tels qu'ils ne sont plus comparables à ceux des traitements antérieurs. A l'épaule, par exemple, tandis que le résultat fréquent était une infirmité plus ou moins prononcée, tandis qu'à partir d'un certain âge on pouvait considérer le sujet comme voué fatalement à une infirmité des plus graves, ces fractures ne nous paraissent aujourd'hui présenter qu'une gravité peu importante, même avec des déformations considérables, même chez le vieillard.

Des fractures à grand écartement, comme les fractures de l'olécrane, n'ont plus d'écartement dès le quatrième jour. Cela explique pourquoi je n'ai jamais, *primitivement*, fait la suture de l'olécrane. Cependant des sujets chez lesquels des appareils très soignés avaient été faits ont conservé un tel écartement que j'ai dû leur faire cette suture que je n'avais jamais faite chez mes propres blessés.

La fracture de clavicule qui était, pour moi comme pour tout le monde, une fracture très difficile à maintenir, devient, après quelques jours de massage et de mobilisation, aussi facile à contenir avec les appareils les plus simples que n'importe quelle fracture.

Il y a des fractures pour lesquelles les nécessités du déplacement primitif conduisent à faire une réduction, après laquelle la mobilité des fragments est très grande, ce qui amène la nécessité de transiger avec l'immobilisation.

Même pour ces cas, je n'accepte pas l'immobilisation absolue et prolongée par l'appareil inamovible, comme on l'a comprise jusqu'ici.

Voyons par exemple une grande difformité de la fracture du radius. Je fais la réduction dans ces cas ; mais le poignet est chaque jour massé, dans la main de l'opérateur, pour n'exposer à aucun déplacement ; puis on le place dans un appareil fait avec deux attelles et une bande. Il sera tiré de cet appareil tous les jours pour être massé. Mais déjà dès le huitième ou le dixième jour le maintien peut être moins rigoureux et dès le quinzième il y a une telle solidité que l'appareil de *contention* peut être remplacé par un appareil de *protection*. Dès la troisième semaine le poignet est rendu à divers usages.

Ce traitement, mixte en quelque sorte, n'est pas celui de toutes les fractures, il est celui des fractures qui, temporairement, menaceraient de donner un nouveau déplacement. L'habileté du chirurgien consiste à mobiliser ainsi sans permettre de déplacement.

Pour se rendre bien compte de ce nouveau traitement, il faudrait passer en revue toutes les fractures. A l'inverse de ce qui se produit pour l'appareil inamovible, il ne peut y avoir de traitement banal pour toutes. Il y a un traitement individuel pour chaque fracture, avec pour toutes le principe général : *mobilisation et massage.*

La difficulté réside précisément dans cette application individuelle qui se différencie beaucoup de la banalité du traitement par l'immobilisation.

L'immobilisation donnera des résultats misérables, mais elle est peu difficile à pratiquer. Un infirmier peut souvent s'y consacrer. Il en va tout autrement de la mobilisation qui donnera des résultats merveilleux en comparaison de ceux des appareils inamovibles. Mais il faut que le médecin soit attentif et instruit; qu'il apprenne à utiliser le mouvement, à compter avec les causes de déformation et d'impotence à laquelle l'immense majorité des médecins vouent encore les blessés.

Ce n'est pas seulement au cours du traitement que le blessé bénéficie de la mobilisation. La disparition des douleurs secondaires aux fractures est un des meilleurs résultats obtenus.

Tous les chirurgiens qui ont traité des fractures savent que celles-ci laissent souvent des troubles de nutrition du membre et des douleurs.

Les troubles de nutrition, œdème, altérations de la peau, amaigrissement des muscles, sont infiniment moindres après le traitement par la mobilisation.

J'ai indiqué ce cas particulier que je n'ai jamais vu de ramollissement du cal chez les sujets soignés par la mobilisation, tandis que j'en ai observé plusieurs sur des sujets qui avaient été rigoureusement immobilisés.

Les comparaisons sont un peu difficiles à faire, parce qu'il est assez rare que les sujets aient deux fractures dans leur vie à faire soigner par deux méthodes différentes, et plus rare encore qu'ils aient deux fractures à faire soigner simultanément par deux méthodes distinctes. Toutefois, les applications de la méthode ont été si nombreuses qu'elles peuvent entraîner la conviction absolue.

Un détail particulier relatif aux douleurs secondaires est très frappant. Ce qui concerne la douleur secondaire n'est pas moins caractéristique que ce qui peut être constaté pour des troubles de nutrition. Ces douleurs secondaires sont bien plus rares et, si elles se produisent, bien plus rapidement disparues.

Après les fractures et longtemps après que les

membres sont tirés des appareils inamovibles, de douleurs persistent et se renouvellent. Il y en a certai nement plus que les chirurgiens n'en reconnaissen ordinairement. Ce sont les médecins des familles qui après les traitements, subissent toutes les plaintes La clientèle des eaux thermales reçoit un nombr considérable de ces patients et, dans la clientèl pauvre un grand nombre de sujets ne peuven reprendre leur travail à cause de ces douleurs.

Pour les sujets traités par la mobilisation, il y une telle différence relative aux douleurs secondaire que j'ai coutume de dire au patient, au moment de l mobilisation, s'il se plaint de quelque sensibilité, qu je lui économise les douleurs de l'avenir. Cette in fluence de la mobilisation sur la douleur de l'aveni est telle que même quand la mobilisation est mal fait comme je l'ai vu tant de fois, même quand elle est fait par des masseurs qui ont la prétention d'appliquer l méthode sans la connaître et qui font subir au patien des douleurs cruelles, même dans ces cas défavo rables, le résultat définitif est satisfaisant.

Ce succès était facile à prévoir, en étudiant certain faits qui m'ont conduit à créer ma méthode, en s souvenant des résultats obtenus par des empirique qui massent des fractures qu'ils méconnaissent, de jockeys qui continuent tous leurs mouvements ave les fractures de clavicule, des médecins qui malgré eux, par hasard ou par erreur de diagnostic, ont traité des fractures en les mobilisant. Ces faits qui ont montré des suites excellentes devaient nous faire espérer que le *mouvement appliqué avec méthode* nous donnerait des résultats supérieurs à tout ce qui était connu comme thérapeutique des fractures.

COMPARAISON DU TRAITEMENT PAR LE MOUVEMENT AVEC QUELQUES TRAITEMENTS DES FRACTURES

Lorsque j'ai fait connaître ma méthode, je devais surtout la comparer à celle de l'immobilisation à outrance qu'on nous enseignait.

La règle était de prolonger cette immobilisation absolue le plus longtemps possible, au-delà de ce qui était nécessaire. Qui en douterait devrait se rappeler qu'on évoquait sans cesse les leçons de Dupuytren comme parole d'évangile, ces leçons qui conseillent des séjours d'appareils pendant des mois et des mois. Quiconque redoutait le danger pour les articulations de cette immobilisation était traité d'*ankylophobe*, qualification qui me fut attribuée par Verneuil à la *Société de chirurgie*.

Aujourd'hui la situation n'est plus tout à fait la même, parce que nous avons obtenu un certain

changement; le traitement des fractures est depu
vingt ans notablement changé.

Ceux qui se disent les chirurgiens éclectiques o
atténué dans une large mesure l'immobilisation
outrance. Un certain nombre d'entre eux ont mên
été plus loin et ont réellement pensé qu'ils adopte
ma méthode, en ajoutant à leur traitement habitu
une mobilisation tardive et un massage plus ou moi
régulier.

Il en est de cet éclectisme comme de tout éclectism
Ce n'est pas la méthode, et comme ce n'est pas *not*
méthode, la thérapeutique, quoique nouvelle, ne pe
espérer les résultats *que nous avons obtenus*. On
sans doute obtenu quelque chose et ce demi-succ
peut-être fera les chirurgiens plus rebelles à l'adoptic
complète. Ils peuvent provoquer moins d'enraidiss
ment, moins de douleurs secondaires, mais leur pr
tique continue *à faire le mal pour l'atténuer ensuit*
tandis que la nôtre vise la *prévention du mal*.

Si, dès le traumatisme, vous rendez la vie aux él
ments de l'organisme, si vous empêchez les muscl
de s'atrophier, les tendons et les ligaments de s'e
raidir, si vous favorisez immédiatement la vitali
des tissus qui ont besoin d'une défense immédiate,
est facile de concevoir que vous assurez bien autr
ment les résultats de l'avenir.

Aussi, y a-t-il encore entre eux et nous, un écart énorme et tel que ces chirurgiens se préoccupent encore de la gravité des fractures articulaires, discutent la suture des os, de l'extrémité supérieure de l'humérus, du coude, de l'olécrane. Vous les voyez encore immobiliser pendant des semaines, des fractures des malléoles sans tendance aux déplacements.

Pourtant notre formule si simple est la suivante : *du moment que le déplacement n'est pas menaçant, tout appreil immobilisateur doit être supprimé.*

Si le déplacement impose une immobilisation relative, bien des artifices permettent de faire la mobilisation et le massage quotidien avec des appareils amovo-inamovibles.

APPAREILS DE MARCHE

Pour le cas particulier des fractures de jambe, un progrès réel a été accompli par les appareils de marche. Toutefois ces appareils, qui répondent à certaines indications, n'ont pas de supériorité sur le traitement par la mobilisation. Ils ne peuvent guère être appliqués que dans les cas qui sont très favorables au traitement par la mobilisation. Pour les cas à grands déplacements, ils sont impossibles ou dangereux.

Ils ont l'avantage de permettre au sujet de marche pour se déplacer et se livrer à certaines occupation Mais au point de vue de la perfection de la réparatio ils conservent beaucoup des inconvénients des app reils inamovibles, puisqu'ils immobilisent certain articulations qui resteront enraidies. Ils ne donnen donc pas la perfection de la réparation.

SUTURE IMMÉDIATE DES OS BRISÉS

On a une tendance actuellement à systématiser traitement des fractures par la réunion immédiat par diverses variétés de suture. On peut opposer cette méthode sa gravité et surtout la lenteur de réparation.

La gravité est incontestable jusqu'aujourd'hu J'estime qu'elle tient surtout aux mauvaises méthod employées, car si on employait pour ces sutures imm diates une bonne méthode antiseptique, on n'aura pas les déboires et les quelques désastres dus à chirurgie dite aseptique.

Mais la grande objection à faire à la méthode est lenteur de la réparation. Tous ceux qui ont u grande expérience de la suture osseuse n'en peuve douter. Des os réunis par la suture se soudent moi rapidement que des os simplement juxtaposés. C sutures extraînent l'application d'appareils inam vibles de protection et à la fin du traitement le résultat est très inférieur à celui que donne sans danger et avec beaucoup moins de difficultés le traitement par la mobilisation. La suture est indiquée par les cas dans lesquels le rapprochement ne saurait être fait autrement. Elle peut éviter le retour de certains enclavements des parties molles, mais elle ne saurait invoquer de supériorité comme méthode d'application générale.

Aussi je donne comme exemple de pratique ma manière de considérer les cas dans lesquels on a surtout étudié la suture osseuse.

Je suture la rotule, parce qu'il est impossible que le traitement donne les résultats définitifs de cette opération appliquée à des fragments qu'il est matériellement impossible de rapprocher.

Je ne suture ni la clavicule, ni l'olécrane, parce que le massage et la mobilisation donnent des résultats meilleurs et plus rapides.

Les sutures faites plus tardivement s'appliquent surtout au cas où une mauvaise méthode de traitement a laissé des difformités à corriger.

CHAPITRE III

Mouvements et Massages. — Emploi du mouvement dans la thérapeutique des fractures. — Ses variétés; — Son dosage; — Son action; — Examen; — Massage et Mobilisation.

Il ne suffit pas de dire, il faut mobiliser ou masser une fracture, il faut déterminer avec soin les circonstances du mouvement, ses formes, les limites utiles de son application.

Quelle doit être la pratique des mouvements et du massage dans le traitement d'une fracture ? L'usage du mouvement dans cette thérapeutique est une chose assez variée. Dons l'action du chirurgien, toutes les manœuvres se tiennent, s'enchevêtrent, se succèdent, en poursuivant toujours le même but : *utiliser le mouvement pour favoriser la nutrition du membre et calmer les douleurs*. C'est une intervention assez complexe, à laquelle le chirurgien doit travailler depuis l'instant où il aborde le blessé jusqu'au moment où il le quitte, en variant selon une foule d'indications les moyens qu'il emploie. Aussi est-il plus utile de donner des indications générales que de tracer une ligne de conduite absolue dont l'adoption pourrait avoir des inconvénients. On ne peut se dissimuler que tous les opérateurs ne réussiront pas de la même façon. Mais avec ces notions générales chacun sera maître de se perfectionner en apportant une vigilance toujours plus grande.

Tout en divisant le sujet pour être mieux compris, nous allons voir qu'il est difficile de séparer l'une de l'autre la pratique du diagnostic ou de l'exploration et la pratique du traitement ; et plus tard il sera difficile de séparer la pratique du traitement par le chirurgien des exercices par lesquels le blessé devra compléter l'œuvre du chirurgien.

La première forme de mobilisation à appliquer à une région fracturée est certes celle que l'on va employer au moment de l'*exploration*.

De ce premier moment peut dater une bonne méthode de traitement des fractures. Il faut dire bien haut que jusqu'à présent les modes d'exploration des fractures, au lieu de contribuer à l'établissement d'une bonne pratique, ont trop souvent été œuvre de brutalité, mal faite pour préparer le malade et le chirurgien à la collaboration qu'ils doivent entreprendre pour mener à bien la guérison d'une fracture.

Cependant, de cette mobilisation tout à fait du début peut dépendre la bonne conduite de l'œuvre de réparation.

Pour la plupart des fractures, en abordant le sujet, craintif du moindre mouvement qui lui apporte de la douleur, il est ordinairement possible, en soutenant bien la région fracturée, de faire exécuter aux parties du membre les plus distantes du foyer de fracture des mouvements passifs. En prenant grand soin de faire éviter au sujet des mouvements de défense qui sont toujours douloureux, il est ordinairement possible d'obtenir ces mouvements qui démontrent immédiatement au sujet que certains mouvements sont possibles sans douleur. Ces mouvements provoqués, en évitant les grands déplacements du foyer probable de fracture, ont l'avantage de rétablir la possibilité de mouvements dans une région pour laquelle les contractures de défense gênaient singulièrement l'examen. On doit les faire accompagner de frictions, de pressions très douces et superficielles qui ne sont pas encore le massage, mais qui participent un peu de ses effets anesthésiants et sont habituellement très bien acceptées du patient.

Il faut opposer cette manière de procéder à celle qui est habituelle pour établir un diagnostic de fracture et qui consiste à explorer la région plus ou moins brutalement, en exagérant certains mouvements, pour voir si l'exagération de ces mouvements va amener une mobilité anormale dans la continuité de l'os ou de la crépitation. La recherche systématique de la crépitation, recommandée par les auteurs, est une pratique abominable qui doit disparaître de nos manœuvres chirurgicales. Elle conduit à deux résultats désastreux pour le patient : elle provoque des douleurs et des contractures ; elle peut déterminer des déplacements que le traumastisme n'avait pas provoqués.

La crépitation est un signe de fracture qui doit être noté quand il se présente au cours des mouvements ; ce n'est pas un signe qui doit être recherché systématiquement. Si une déformation est apparente, le signe est inutile. Si il n'y a pas une déformation, la première indication à suivre est de n'en pas provoquer par des manœuvres intempestives.

L'état des muscles et des articulations est un point capital à examiner et, si un doute subsiste sur l'existence de la fracture, c'est qu'il n'y a aucune déformation menaçante. Alors, il est plus sage de laisser subsister le doute jusqu'à la disparition de la douleur, jusqu'à l'examen radiographique, sans insister sur les premières recherches. On peut ajouter que, du moment qu'un doute subsiste, c'est qu'il n'y a pas besoin d'un appareil sérieusement contentif. Il n'y a donc jamais aucune urgence à faire disparaître ce doute.

Ces manœuvres préliminaires à double effet peuvent être les seules nécessaires, et tout médecin attentif qui s'ingéniera à obtenir patiemment des mouvements sans provoquer de douleur fera aisément œuvre utile. S'il a à faire à une fracture articulaire chez un enfant ou chez un vieillard très âgé, ces premières manœuvres peuvent être les seules utiles jusqu'à ce qu'il ait placé le membre en une position de repos qui sera le plus souvent un appareil sans constriction, sans pression exagérée, qui n'a d'autre but que d'empêcher des mouvements spontanés actuellement dangereux et douloureux.

S'il s'agit d'un adulte, la manœuvre immédiate du massage va se confondre avec celle de la recherche pour le diagnostic. Il y a plus, le massage que le traumatisme articulaire réclame va mettre la région douloureuse en condition d'anesthésie, telle que les manœuvres de recherche de la fracture, et au besoin, les manœuvres de réduction s'il y a lieu, vont être considérablement facilitées.

L'importance de ces manœuvres préliminaires de massage est d'autant plus grande que les fractures sont plus proches des articulations ou que la réaction musculaire est plus puissante, comme en certaines fractures de diaphyse sur les sujets très vigoureux.

MOUVEMENT DU FOYER DE FRACTURE

Quelle est avec ou sans massage la somme utile du mouvement du foyer de fracture et comment peut-elle être déterminée ?

La réponse est très simple. Il n'y a pas lieu d'entraîner les fragments dans des situations violemment divergentes. Mais, si d'une part, les manœuvres du massage et, d'autre part, les manœuvres de mobilisation des articulations voisines ou du membre entraînent de petits mouvements, non seulement ils ne sont pas à craindre, mais ils excitent manifestement la secrétion osseuse qui contribue à la réparation de l'os fracturé. Le cal en est meilleur, plus volumineux, plus solide.

La mobilisation après les traumatismes se fait par deux ordres de mouvements : les mouvements provoqués ou passifs, et les mouvements actifs. Ils doivent se succéder et être combinés de beaucoup de manières différentes. Les auteurs qui n'ont pas bien le sentiment de la progression nécessaire pour toutes les actions à employer dans l'œuvre de mobilisation, se sont faits les apôtres des mouvements *actifs* opposés aux mouvements *passifs*.

Certains auteurs ont même cru faire une grande découverte en invoquant la nécessité des mouvements actifs pour le membre fracturé.

Il a semblé bien peu nécessaire à tous ceux qui connaissent les conditions de l'entraînement musculaire d'insister sur la nécessité de ces mouvements actifs. Mais il est indispensable de commencer par les mouvements *passifs*, et de les opposer d'abord à l'*immobilisation*. En voici les raisons :

Si le mouvement n'a point pour propriété d'empêcher la formation du cal, il serait un peu enfantin de nier que les grands déplacements ne lui sont pas favorables.

Il faut donc que, tout en provoquant des mouvements, on s'assure tout d'abord qu'ils ne dépasseront pas un certain degré de développement et les mouvements passifs peuvent seuls nous renseigner. Seuls aussi ils donneront au sujet la mesure nécessaire des possibilités ultérieures des mouvements actifs.

Enfin conseiller d'emblée à un sujet atteint de fracture des mouvements actifs et fonctionnels, c'est le mettre en présence de mouvements inutiles, dangereux, de phénomènes et de douleurs ou de contractures qui jouent le rôle principal dans les suites des fractures.

Ce serait même quelque chose de plus, lui donner

une idée fausse du mouvement utile pour la réparation de la fracture, en rapprochant ce *mouvement utile* de la *fonction* de l'organe à laquelle il doit au contraire renoncer jusqu'à ce que cet organe ait recouvré assez de ses aptitudes pour fonctionner imparfaitement ou parfaitement.

C'est lui enseigner à tort que la fracture n'a qu'un traitement rationnel, le traitement par le mépris, ce qui ne saurait être vrai que pour un bien petit nombre de fractures.

Quand on examine un sujet atteint de fracture, il est facile de constater que le mouvement n'est pas la cause déterminante de la douleur comme on l'admet généralement. Soulevez légèrement les fragments fracturés, même en cas de grande mobilité vous verrez que, la plupart du temps, non seulement vous ne déterminez pas de douleur, mais vous habituez la région à des contacts et à de petits mouvements qui atténuent sa sensibilité.

Vous trouverez même des sujets qui, lorsqu'ils ne se défendent pas, ne souffrent guère des mouvements ; et, tout doucement, vous en détermineriez facilement de plus grands qu'il ne serait nécessaire.

Vous pourrez, suivant les cas, faire cette mobilisation d'essai immédiatement, ou après avoir littéralement anesthésié la région par un massage très superficiel.

La mobilisation passive doit être faite sur tous les segments du membre, en fixant bien le foyer de fracture pour que les mouvements transmis ne prennent pas une importance inutile.

C'est pour l'épaule, pour le col du fémur, pour le poignet et, d'une manière générale, pour tous les foyers d'engrènement des fragments, que la mobilisation est immédiatement indispensable, et vous donne en même temps les renseignements les plus précieux. Dans bien des cas, je l'ai faite en dehors de tout massage et avec un succès très grand.

Lorsque le massage a été fait, cette première mobilisation passive donnera des renseignements sur l'étendue utile ou possible des mouvements. Elle donnera aussi des renseignements sur la nature même de la fracture.

On a dit avec juste raison que le massage devait être utilisé pour le diagnostic des fractures, et ce fut là en effet le seul usage que conseillait un chirurgien militaire en 1866, M. Rizet, qui était arrivé à cette conception assez singulière : « en massant une région à entorse où on soupçonne une fracture, on arrive à déceler la fracture suffisamment pour l'immobiliser méthodiquement. »

En effet, masser et mobiliser une région fracturée sont des actes qui doivent faire partie de la première intervention utile du chirurgien dans les traumatismes articulaires et osseux.

Si les mouvements actifs ne sont pas dès ce moment beaucoup à conseiller, on peut les *tâter*. En examinant un poignet brisé on fera remuer les doigts. En examinant une fracture tibiale ou malléolaire sans déplacement, on fera mouvoir les orteils et fléchir le membre. De très petits mouvements ainsi provoqués donnent confiance au sujet, font tomber l'engourdissement et le malaise, et permettent de tâter la sensibilité et l'activité musculaire du sujet.

Mais, dans cette première période, le mouvement actif de quelqu'importance est en lui-même sans grande utilité et toujours dangereux.

Chaque jour amènera à faire des mouvements plus prolongés, un peu plus étendus et à provoquer des mouvements actifs plus répétés. Mais on ne saurait trop redire que, pour tous les cas, la progression lentement observée, la répétition des mouvements et leur multiplicité, plutôt que leur amplitude, sont les choses nécessaires Les grands mouvements, les mouvements violents, les mouvements trop rapides, les mouvements d'amplitude normale ou d'amplitude plus grande que les mouvements ordinaires, les mouvements actifs, violents sont choses sans utilité et de nature à donner de mauvais résultats au lieu des bons auxquels conduit la sage mobilisation.

Le massage proprement dit ; ses indications et ses phases.

POSITION DU MEMBRE

Admettant que l'exploration nous mène à adopter le massage sans réduction ou après réduction, quelles seront les manœuvres à exécuter ?

Il y a une condition préalable des plus importantes, *la position* à donner au membre. Il ne faut jamais oublier non seulement que le massage doit être indolore, mais qu'il doit anesthésier une région douloureuse, les ébranlements du foyer de fracture étant, au début surtout, aussi modérés que possible. Il faut même qu'ils ne soient pas ressentis.

Il est donc d'importance capitale de donner au membre une situation telle qu'il soit facilement abordable et qu'on puisse limiter très exactement les mouvements.

Quelle que soit la modération des pressions, il faut que le point d'appui du membre soit bien solide et que les fragments soient en telle situation qu'ils ne soient pas entraînés en des déplacements angulaites.

Il faut de toute nécessité qu'au-dessous du foyer de fracture soit un point d'appui bien résistant, tout en étant assez doux pour ne point blesser. Un plan résistant, une planche bien garnie, une table peuvent être d'excellents supports pour les membres.

En cas de grande mobilité fragmentaire, un des meilleurs artifices pour être assuré qu'on n'ébranle pas trop le foyer de la fracture consiste à le placer dans sa main gauche pendant qu'on pratique le massage de la main droite. Pour certaines fractures, comme celle du radius et de l'avant-bras, cette manière de procéder peut rendre de grands services.

Pour certaines fractures des extrémités des membres, pied, main, poignet, il peut y avoir de grands avantages pour l'opérateur à placer le membre solidement sur ses genoux après y avoir placé un coussin solide, une planchette, etc., etc.

Quand le massage doit être fait au lit, il faut toujours avoir quelque plan solide intermédiaire qui empêche le membre de fuir. Des mouvements de défense pourraient rendre douloureuse la manœuvre la mieux faite, voire même empêcher toute application satisfaisante de la méthode.

Ce choix est plus délicat qu'on ne le croit, car, aux premiers jours, il n'est pas possible d'adopter un plan trop dur qui blesserait un membre très endolori.

Au contraire, lorsque les premiers massages ont amené l'anesthésie du membre, un point d'appui bien résistant est facilement accepté et, dès lors, la manœuvre même du massage en deviendra infiniment plus facile.

LOCALISATION DU MASSAGE

Déterminer la localisation du massage est tout à fait important, car nombre de ceux qui le pratiquent, prenant à la lettre le mot de *massage des fractures*, vont droit au foyer de fracture et le pétrissent plus ou moins brutalement.

De fait, ils sont conséquents avec ceux qui pensent que l'action du massage n'est qu'une suite de pressions, destinées à faire absorber le sang épanché. Ils massent le foyer de l'épanchement. C'est une pratique détestable et bien capable de faire renoncer au massage des fractures.

Le massage doit commencer assez loin du foyer de fracture pour que l'action d'une pression légère soit insensible, même agréable. Très progressivement le masseur se rapprochera du foyer de fracture, mais sans jamais l'atteindre au point d'appuyer directetement sur les fragments. Avec un peu d'esprit d'observation, il verra aisément que les petits mouvements qu'il imprime indirectement aux fragments ne sont pas douloureux, tandis que les pressions qu'il ferait directement sur ces fragments détermineraient une douleur plus ou moins vive. Suivant la nature de la fracture, il se rapprochera peu à peu plus ou moins du foyer de fracture.

Si la fracture est celle de la diaphyse, il faut éviter de venir trop près des fragments. Si au contraire il s'agit d'une fracture articulaire, après l'anesthésie de la région obtenue, il faut agir le plus près possible de la région traumatisée.

Il y a un avantage d'autant plus grand à commencer le massage très loin du foyer des fragments, qu'une excellente pratique consiste à soumettre au massage non seulement la région immédiate de la fracture, mais presque tout le membre. Pour une fracture du radius, il faut masser jusqu'au-delà du coude, et pour une fracture du coude, il ne faut négliger ni l'épaule, ni le poignet.

Dans les traitements ordinaires, nous sommes trop habitués à ne nous occuper que de la région des fragments. Une fracture compromet un membre bien au-delà de ces fragments ; et le traitement habituel des fractures compromet ce membre bien loin des limites de la fracture.

Il faut donc que le masseur se souvienne qu'en massant pour une fracture, il faut savoir éviter le traumatisme inutile et immédiat sur le foyer de la fracture et rétablir par l'excitation directe et par l'exercice les fonctions de parties même fort éloignées de ce foyer de fracture.

MANOEUVRES DE MASSAGE

Les manœuvres employées par les masseurs sont extrêmement variées. On peut dire même que pour les massages d'un autre ordre, on les a multipliés à plaisir sans nécessité. Comme nous ne tenons compte que d'une partie de ces manœuvres, il serait bien inutile de les rappeler toutes. Au point de vue qui nous intéresse, il faut laisser de côté toutes les manœuvres compliquées, violentes ou variées et ne retenir qu'un petit nombre de manœuvres élémentaires.

Après les traumatismes articulaires et osseux, les manœuvres immédiates que nous recommandons ne seront que des pressions élémentaires, faites avec la paume de la main, avec la face palmaire de l'extrémité des doigts et du pouce, avec la main étalée ou avec la main ramassée sur elle-même.

Jetons un coup d'œil sur la figure suggestive ci-jointe tirée du remarquable livre du Dr Dagron, sur

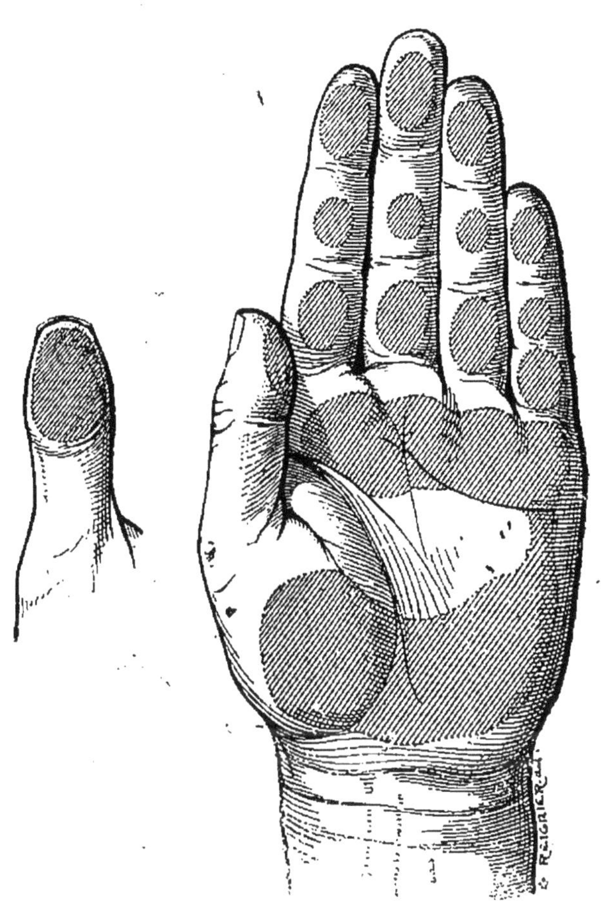

Zones de contact de la face palmaire pendant les pressions de massage.

La main instrument massothérapique parfait, en se disposant de façon variée pour exécuter ses pressions, prend contact avec ses parties saillantes, c'est-à-dire :

1° la pulpe des trois phalanges, surtout celle de la première et de la troisième ;

2° la face palmaire presque entière, et plus particulièrement la région de la saillie des têtes métacarpiennes ou talon antérieur, la saillie des apophyses du carpe ou talon postérieur et la région hypophénarienne ou bord cubital. La pulpe de la deuxième phalange du pouce, très sensible et bien matelassée, est à recommander dans le massage précis.

Le massage des membres, sans oublier la légende. Il est facile de se rendre compte de ce fait que, pour le but que nous poursuivons, les agents des pressions exercées par le masseur sont des parties très restreintes et qui peuvent être mises en action avec une grande délicatesse.

Ce sont surtout les faces palmaires des doigts, la face palmaire des pouces et un peu leur face externe, la paume de la main.

La paume de la main peut être utilisée à plat, c'est-à-dire par une surface étroite.

Elle peut être utilisée avec les doigts demi-courbés, de façon à entourer le membre en quelque sorte en des mouvements que j'ai indiqués comme mouvements en bracelet.

Non seulement les éléments du contact sont peu étendus avec des efforts peu intenses, mais les mouvements sont monotones. Ce sont le plus souvent des mouvements longitudinaux. Quelquefois, on emploie des mouvements de meule, mais on en aura peu l'occasion.

Quant à l'usage du bord cubital de la main, il n'est pas de mise, car il comporte, en général, des mouvements trop énergiques ou trop brusques pour le traitement des fractures.

En somme, les mouvements élémentaires du

massage des fractures doivent être bien plus restreints que ceux du massage tel qu'il est compris et utilisé en général.

Malgré cela, le massage reste toujours quelque chose de très personnel. Cela est tellement vrai, que souvent les masseurs ont affirmé que le succès du massage résultait d'une disposition personnelle de l'opérateur, d'une propriété particulière de sa main plutôt que d'une technique de mouvements très réglés et très précis.

Il y a quelque chose de réel dans cette assertion.

Lorsqu'on fait des élèves de massage, munis ou non d'une instruction étendue, on reconnaît bien vite que certains élèves ne masseront jamais utilement, tandis que d'autres réussissent presque du premier coup.

Il faut pourtant à tous montrer au moins comment le massage se compose essentiellement de pressions continues *longitudinales*, accomplies *toujours dans le même sens*, qui est ordinairement celui du *cours du sang veineux*.

Un massage qui cherche à calmer la douleur ne doit *jamais changer de sens*. Tous les magnétiseurs, hypnotiseurs, tous les empiriques orientaux du massage savent très bien qu'il suffit de changer le sens d'une manœuvre pour en faire changer le caractère. « On vous masse à rebours pour vous faire mal ou pour vous réveiller » me disait un masseur indigène Algérien, un de ceux dont j'ai le mieux apprécié la douceur de main.

Le massage des muscles doit suivre le muscle et non le prendre par le travers. Il doit en être de même pour le massage des ligaments et des tendons.

Cette prescription fondamentale du massage qui peut paraître un peu mystérieuse à un ignorant, est simple pour le médecin qui a les notions d'anatomie les plus élémentaires.

Il lui suffit en effet de savoir le sens des muscles et à peu près leur terminaison, car le doigt doit suivre longitudinalement un muscle ou un groupe de muscles parallèles.

Au niveau d'une articulation, le doigt suivra de même les ligaments et les entourera en quelque sorte.

C'est ainsi que le massage remplira son double rôle ; *anesthésier* une région rendue douloureuse par le traumatisme et *faciliter la résorption* des liquides épanchés.

Il faut qu'en *aucune circonstance* cette manœuvre ne provoque de la douleur, d'abord parce que le sujet réclame le calme, et parce que la douleur est toujours, pour les fracturés, à la fois la résultante et la provocatrice des contractures.

La brutalité doit être exclue absolument de ce

massage. A ceux qui imaginent que l'écrasement des caillots, le broiement des tissus favorise la résorption, il n'y a qu'à opposer l'observation qui montre que de toutes les manœuvres qui favorisent la résorption, la plus heureuse est la manœuvre longitudinale, douce et constante, et toujours effectuée suivant le cours du sang veineux.

La douceur, la délicatesse de l'action exercée par la main du masseur sont d'autant plus nécessaires dans ce massage spécial, que le but à poursuivre est avant tout un but de vitalité.

Or, l'excitation de la vitalité des parties du membre comporte *une action répétée*, qui excitera les extrémités nerveuses. La *répétition* de ces excitations est une nécessité qui ne sera réalisée qu'à la condition que l'action du masseur *soit très délicate*.

ACTION EXCITATRICE DU MASSAGE SUR LE MUSCLE

Il est facile de juger de cette action par l'expérience.

Que l'on prenne un sujet dont les muscles plutôt atrophiés se contractent habituellement mal. Après une séance de massage, il est facile de constater que le même muscle se contracte beaucoup plus nettement.

Si on masse un peu longtemps un muscle normal,

il arrive fréquemment que l'excitabilité de ce muscle devienne extrême et qu'il suffise de la moindre excitation directe pour en faire développer la contraction puissante.

Enfin chez certains sujets d'une nervosité spéciale, on peut arriver par le massage à un état d'hyperexcitabilité du muscle, telle qu'il suffise d'une excitation très faible pour le mettre en état de contracture.

Mervy a souvent montré des sujets sur lesquels on pouvait observer un véritable acrobatisme à deux pour déterminer cette contracture. J'ai vu chez des sujets la contracture persister indéfiniment jusqu'à ce qu'il fit sur le sujet un massage rapide de sens inverse à celui qui avait précédé la contracture. A ce moment seulement, la contracture cessait.

Chose singulière, non seulement il faut des sujets spéciaux pour subir ces phénomènes, mais il faut des sujets ou masseurs spéciaux pour les déterminer.

Ce fut-là ce qui amena Chazarain à concevoir une théorie très particulière de ces phénomènes. Il estimait que le masseur contenait une certaine quantité de fluide spécial qu'il transmettait au sujet qu'il masse et Mervy acceptait cette théorie. Il admettait alors que certains masseurs n'en possédaient point ou ne le possédaient que d'une façon insuffisante.

Ce sont-là des hypothèses qu'il ne faudrait pas

trop ridiculiser, car l'expérience nous apprend d'une façon incontestable que dans les phénomènes consécutifs au massage, comme dans les phénomènes consécutifs au magnétisme et à l'hypnotisation, il y a bien des faits que nous n'expliquons pas, et, en tout cas, que dans les deux cas, l'action directe du masseur comme celle de l'hypnotiseur sur un système nerveux déterminé est très complexe et semble bien appartenir à un traumatisme ou excitation nerveuse particulière.

Il suffit de rappeler ces faits pour bien faire comprendre au futur masseur la discrétion qu'il doit mettre dans son action. Il suffirait qu'il changeât le mode de ce massage pour exagérer l'excitation musculaire au lieu de la calmer et même avec un massage non douloureux, il pourrait agir à l'inverse des nécessités du cas.

Aussi, je puis affirmer qu'il n'a pas été rare pour moi de constater que des médecins très instruits, en général, mais mal instruits des propriétés du massage et peu au courant de notre pratique personnelle, avaient obtenu des résultats tout à fait contraires à ceux que nous devons obtenir et très différents de ceux que les élèves disciplinés, même d'une éducation encore peu avancée, avaient pu obtenir sous notre direction.

Il nous est arrivé encore de retrouver plus tard ces

élèves, ayant oublié leur ancienne discipline et n'obtenant plus du tout les résultats qu'ils avaient su obtenir autrefois.

La PROGRESSION dans les manœuvres est un point capital. Cette progression doit affecter tous les termes des manœuvres.

Celles-ci doivent être d'abord superficielles, douces, courtes, plus profondes, plus allongées, plus fortes, plus prolongées.

Chaque séance, même après plusieurs jours, doit être reprise avec la même progression et quand on arrivera aux mouvements passifs, puis aux mouvements actifs, toujours la même progression sera observée.

Si, estimant que le sujet, en fin de la dernière séance, a supporté des pressions énergiques, on commence la prochaine séance par des pressions trop fortes, on amène la douleur et on n'obtient pas le bénéfice de la progression.

Le principe de progression doit être suivi de même pour tous les mouvements passifs et ensuite pour les mouvements actifs. C'est un principe dont il est très difficile d'obtenir l'observation, parce que le masseur, comme le malade, ont toujours le désir de franchir trop vite les étapes.

Pourtant l'utilité de cette progression est telle que,

toutes les fois qu'une faute a été commise, ou même, sans faute commise, toutes les fois qu'une excitation anormale du système nerveux a déterminé quelques phénomènes d'hyperesthésie, il faut, sans hésiter, revenir en arrière, c'est-à-dire reprendre l'extrême douceur et la lenteur extrême de la progression.

On ne saurait trop insister sur ce fait de la progression nécessaire, car il est impossible à cet égard de dissocier le massage, les mouvements passifs, et les mouvements actifs.

Même lorsque l'on aura abandonné définitivement la question du massage, il faudra encore que la rééducation musculaire tienne compte de cette progression. De façon à l'appliquer, chaque séance d'excitation musculaire ou simplement de travail musculaire doit toujours reprendre *au dessous* du travail par lequel la séance précédente avait été terminée.

On reprend le massage très doucement; on reprendra les plus petits des mouvements passifs; on reprendra les plus faibles des mouvements actifs.

Avec le massage ce ne sera qu'en fin de séance qu'on arrivera aux pressions plus énergiques; et plus tard ce ne sera jamais qu'en fin de séance qu'on augmentera d'une façon presqu'insensible les mouvements passifs ou les mouvements actifs.

C'est le seul moyen de ne point retourner en

arrière, de ne point se retrouver en face d'une région plus douloureuse, d'une articulation plus rebelle, d'un membre revenant au gonflement ou de muscles redevenant impuissants.

Toute impatience de l'opérateur aura chance d'amener ces fâcheux résultats et la trop grande hâte pour aller de l'avant se traduira le plus souvent par un recul notable.

Cette loi, que l'on retrouve toujours quel que soit le mode de l'entraînement auquel on se livre, domine d'une façon absolue le traitement des traumatismes osseux et articulaires. Ce n'est que par suite d'une observation imparfaite ou d'une expérience insuffisante des moyens de douceur que les apôtres de la violence ont pu faire admettre le succès de leurs manœuvres brutales.

Certains sujets les supportent sans trop en souffrir, c'est ce qu'on en peut dire de mieux.

DURÉE ET RÉPÉTITION DU MASSAGE

Il semblerait, puisque le massage anesthésie, que la durée en put être infiniment prolongée, et de fait, dans la pratique, il n'est pas rare de voir des masseurs se vanter de faire des massages très prolongés et de les répéter plusieurs fois par jour. Il y a là une erreur sérieuse, car le massage, comme tous les mouvements, doit avoir ses doses. L'abus du massage, comme l'abus d'un médicament quelconque, peut n'être pas sans inconvénient. Il peut même avoir des inconvénients graves.

Il ne faut pas ignorer que le massage détermine à la fois une excitation des phénomènes vitaux dans le membre et dans toute l'économie du patient. Il faut, après ces excitations, un temps normal pour le développement des phénomènes organiques qui en sont la suite. Il n'est pas sans inconvénient de ne pas attendre l'achèvement de ces phénomènes.

Voici quelques règles générales qui pourront guider pour ce qui concerne la durée et la répétition du massage.

La répétition du massage plusieurs fois par jour parait inutile ; elle paraît même avoir de réels inconvénients. Le moindre serait de ne pas laisser à l'économie le temps de repos nécessaire pour tirer un bénéfice complet de l'action de la séance de massage.

Il est facile de concevoir qu'après le massage il faut laisser l'économie au repos un temps assez long pour que puisse se produire le mécanisme de la résorption et les phénomènes qui caractérisent l'exagération de la vitalité du membre.

Pour que cette action ait le temps de se produire,

un certain intervalle doit exister entre les séances de massage. Ordinairement l'intervalle de vingt-quatre heures est celui qui est le plus satisfaisant. On voit toutefois des sujets, surtout de jeunes sujets, chez lesquels il ne faut pas exagérer le massage et chez lesquels au bout de peu de jours, il est bon de mettre entre les séances un peu plus de vingt-quatre heures. Il n'y a guère de règle précise à édicter à cet égard. C'est affaire de tact de la part de l'opérateur. Mais il est intéressant de noter que loin d'être utile, comme l'imaginent ceux qui exagèrent le massage, la répétition trop fréquente n'est pas à recommander.

Mettre un peu plus d'intervalle entre les séances peut devenir une sérieuse nécessité. La *durée* dépendra de la manière dont le massage est effectué. Pour le massage fait avec beaucoup de douceur, la durée peut être un peu plus longue. Elle sera un peu plus courte si les circonstances permettent une plus grande activité dans le massage.

C'est ordinairement entre 15 et 20 minutes que la durée des massages de fractures est satisfaisante.

J'ai profité de certaines circonstances favorables pour rechercher si de très longues séances de massage avaient des avantages. Celà est d'autant plus facile à faire qu'après un certain temps l'anesthésie de la région est obtenue et que cette prolongation du massage devient très facile. Je n'ai pas vu d'avantage sérieux à prolonger la séance.

Tout à fait au début, on peut faire des séances de 20 à 25 minutes, en prolongeant longtemps l'action toute superficielle qui est bien anesthésiante. Mais après cette période passée, il y a peu d'avantages à dépasser une durée de 20 minutes de massage.

Il est vrai que lorsqu'après quelques jours la mobilisation qui succède au massage est davantage pratiquée, elle devient de nature à beaucoup prolonger la séance. Ici nous ne pouvons donner une indication quelconque de durée ; nous n'avons entendu parler que de la pratique du massage lui-même, et pour celui-ci il est si vrai qu'il ne faut pas une trop longue prolongation dans les manœuvres que je conseille toujours de les couper de quelques essais de mobilisation passive, ce qui a même des avantages pour le masseur, aux muscles des doigts duquel cela donne un peu du repos nécessaire pour ne pas exagérer la fatigue que lui cause la pratique du massage.

Cette détente est bien nécessaire pour conserver de la douceur dans l'action des doigts.

On pourrait croire qu'à mesure que le sujet s'accoutume au massage, il faut augmenter la durée des séances. Ce serait une erreur. Les muscles et les régions massées reçoivent du massage quotidien une grande facilité de réaction au massage et on obtient d'une région accoutumée une excitation bien plus rapide par le massage. Il s'ensuit qu'à mesure que le traitement avance il y a plutôt lieu de diminuer la durée des séances du massage, tandis que le client qui se rend compte de ce qu'il doit au massage a plus de tendance à vous demander de l'exagérer.

Après un certain temps il devient même sage d'espacer les séances de massage, de ne plus en faire que tous les deux jours, puis tous les trois jours. A ce moment, si le client insiste sur la nécessité de votre présence, le mieux est d'espacer ainsi les séances de massage et de consacrer à la mobilisation simple les séances intermédiaires.

Espacer les séances de massage devient d'autant plus une nécessité qu'il est utile de ne pas cesser brusquement le massage auquel le blessé est accoutumé.

Le massage est pour lui une séance tonique. Il éprouve à sa suite une sensation de bien-être qui lui manque lorsqu'il est abandonné à ses propres ressources, et cette continuation du massage à intervalles est d'une réelle utilité en même temps qu'elle permet de prolonger la surveillance du blessé pendant une période un peu longue, ce qui en matière de fracture est capital pour éviter bien des déboires.

SUSBSTANCES LUBREFIANTES

Si la position du membre est importante, une autre question matérielle l'est encore. Comment l'opérateur doit-il enduire ses mains? Y a-t-il des substances qui rendent le contact de la main plus doux et permettent d'agir plus délicatement sur les parties massées?

En pratique, tous ceux qui pratiquent le massage se servent de substances lubréfiantes plus ou moins parfaites. Les masseurs de bains turcs se servent du savon, qui est excellent, mais a l'inconvénient, pour les massages qui nous occupent, de mouiller et de refroidir les parties. Puis, l'eau n'est jamais à conseiller pour les articulations récemment traumatisées.

Beaucoup d'opérateurs se servent de vaseline, qui a l'inconvénient d'encrasser les parties, de ne pouvoir être enlevée par aucun de nos moyens habituels de lavage.

L'huile est certainement une substance préférable, d'autant mieux qu'il est facile de se procurer aujourd'hui de l'huile stérilisée et par conséquent de ne pas être exposé à employer de substances rancies. Il est facile du reste, de parfumer l'huile.

Pour ma part, toutes mes premières expériences ont été faites avec l'huile et, quand je fais personnellement quelques expériences ou quelques essais nouveaux sur le massage, c'est toujours l'huile que j'emploie.

Elle a des avantages multiples. Les parties lubréfiées avec l'huile sont réellement assouplies par cette imprégnation. Il est très facile, avec un peu de savon et d'eau de panama ou de teinture quillaya saponaria, de laver d'une façon parfaite et les parties massées et les mains de l'opérateur.

Cependant, en général, les masseurs n'aiment pas l'huile. Il est probable que massant beaucoup, cette imprégnation des mains par l'huile exige d'eux des lavages trop fréquents et trop parfaits qui leur fatigue la peau des mains. Le plus grand nombre d'entre eux masse à sec en recouvrant la région à masser d'une couche de poudre de talc.

Le savon des bottiers a évidemment l'avantage de bien faciliter le glissement de la main, tout en laissant une surface assez propre.

Peut-être a-t-il l'inconvénient de boucher, comme on dit, les pores de la peau, c'est-à-dire surtout de boucher l'orifice des glandes et cela peut n'être pas sans inconvénient. Toutefois, le mal ne doit pas être bien grand, car cette pratique est très répandue et je n'en ai jamais pour ma part observé un inconvénient évident.

En tous cas, le masseur pourra faire une remarque

pratique. La nécessité des lubréfiants varie avec l'opérateur et avec l'opéré. Il y a des masseurs qui, comme on dit, ont la peau sèche et il leur faut en tous cas employer une grande quantité de lubréfiant et de même, il y a des opérés dont la peau nécessite l'application de lubréfiants en abondance, tandis que pour d'autres, c'est à peine si on a besoin de les utiliser.

MOBILISATION SANS MASSAGE

C'est une pratique qu'il est impossible de ne pas signaler et diriger, car on peut pratiquer la mobilisation sans massage en plusieurs circonstances.

Il est possible de la pratiquer dans des cas dans lesquels on ne peut faire le massage et, par conséquent, à défaut de massage qui serait utile.

Il peut arriver que la mobilisation seule soit préférable au massage.

A elle seule, la mobilisation peut déjà jouer un rôle considérable dans le traitement des fractures. Pendant une longue période, je n'ai employé que la mobilisation, alors que je n'osais pas encore employer le massage. C'est avec la mobilisation seule que j'ai commencé de 1867 à 1875, à traiter les fractures du radius et les fractures du péroné sans appareils ou en en raccourcissant l'application, ou en les faisant moins contentifs; et déjà, j'ai pu par cette méthode obtenir des résultats que l'application commune des appareils ne donnait pas.

Par conséquent, en nombre de circonstances où le massage ne peut être pratiqué, on peut s'en contenter Puis, comme je l'ai dit à plusieurs reprises, il est bon de s'abstenir du massage chez les enfants, et, chez beaucoup de vieillards, il faut être très réservé dans son emploi.

En quoi consistent les manœuvres de mobilisation? Avant tout, en mouvements peu étendus, imprimés aux articulations les plus voisines de la fracture, aux articulations qui comprennent le foyer de la fracture.

On ne sera guère surpris d'apprendre que chez un sujet atteint de fracture des deux os de l'avant-bras, on peut mobiliser le poignet, les articulations des doigts et celle du coude. Chez un enfant on le fera très facilement. Mais s'il s'agit d'une fracture du coude, d'une fracture de l'extrémité supérieure de l'humérus, d'une fracture du col du fémur, il paraît surprenant que l'on puisse faire cette mobilisation sans massage.

Cependant rien n'est plus facile, à la condition d'aller très progressivement et de donner peu d'étendue aux mouvements.

On peut même dire que, pour toutes les fractures

articulaires qui ne sont pas accompagnées de beaucoup de contractures, c'est là encore une pratique facile à instituer.

Or, pour celles qui s'accompagnent de contractures, on n'a guère d'occasions d'y avoir recours. La contracture étant une des meilleures indications du massage, on a peu d'avantages à mobiliser sans massage dans ces cas.

Il faut commencer très doucement, sans déterminer aucune explosion de douleurs, mais surtout il faut commencer le plus tôt possible après un traumatisme.

C'est là une nécessité peut-être plus grande encore pour la mobilisation sans massage que pour la mobilisation avec massage.

On ne peut retarder d'un jour ou deux que lorsqu'il y a eu une nécessité de réduction. L'ébranlement causé par les efforts pour la réduction rendrait malaisée la mobilisation le premier jour. Mais il n'y a aucune raison pour ne pas l'exécuter, dans une petite mesure, dès le lendemain.

Non seulement les mouvements doivent être faits au début avec très peu d'amplitude, mais certains sens de mouvements doivent être défendus en quelque sorte. Ce sont ceux qui favoriseraient la déformation menaçante.

Ainsi, après une fracture du radius ou une fracture

de l'avant-bras très voisine du poignet, jamais de mouvement de renversement du poignet vers la face dorsale.

Avec une fracture de l'extrémité supérieure de l'humérus, point de mouvements de rotation de l'os sur son axe.

Avec une fracture du col du fémur, pas de mouvements d'abduction du membre et surtout pas de mouvement de rotations en dehors, etc., etc...

Ces manœuvres de mobilisation seule seront naturellement beaucoup plus courtes que celles du massage.

Elles devront être indolores et toujours plus modérées que celles qui suivent le massage, puisque celles-ci se font pour une région anesthésiée au préalable.

Néanmoins elles sont tout à fait suffisantes. Chez l'enfant le retour des mouvements est facile et chez le vieillard les mouvements recherchés n'ont souvent pas grande étendue. Ce sont ceux qui sont les plus utiles et les plus familiers qui seront surtout recherchés.

Mais, pas plus chez le vieillard que chez l'enfant, il ne faut provoquer les mouvements douloureux, il ne faut *forcer* le sujet par la violence.

Il ne faut non plus jamais chercher les mouvements extrêmes en procédant comme le font le plus grand nombre de ceux qui exercent les sujets, c'est-à-dire en provoquant des mouvements exagérés pour en obtenir de moins étendus dans l'usage ordinaire.

C'est une erreur capitale de beaucoup de rééducateurs qui importent la violence dans leurs exercices.

Il n'est pas inutile de faire remarquer que ceux *qui forcent* ainsi les articulations ou les muscles des sujets ont le plus souvent entre les mains des sujets dont l'enraidissement a été déterminé par les longues immobilisations. Or, même dans ces cas, la violence a peu de chance d'obtenir les mêmes résultats que la douceur et la patience. Mais dans les cas récents la violence a bien des chances d'amener une imperfection dans les mouvements, tandis que les mouvements indolores, de peu d'étendue, dans tous les sens où l'articulation est mobile, assureront pour l'avenir la perfection la plus grande des mouvements.

SENSIBILITÉ DU CAL APRÈS CONSOLIDATION. — INDICATION PRÉCIEUSE.

Au cours du traitement des fractures pendant la mobilisation et le massage, la douleur est le grand criterium qui doit guider l'opérateur. Le blessé ne *doit pas souffrir*, il doit être calmé par les manœuvres.

Mais une fois la solidité obtenue, quand on approche de la guérison, il y a une forme de douleur qui doit attirer l'attention du chirurgien, c'est celle qui résulte de la sensibilité du cal. Il arrive qu'on trouve cette sensibilité plus ou moins accusée donnant, au contact des doigts, une douleur plus ou moins vive, alors que la saillie du cal ne devrait pas être notablement plus sensible que le reste de l'os.

On voit cette sensibilité se développer d'une façon plus ou moins inattendue, soit lors des premiers mouvements, soit alors que le sujet marche déjà depuis quelque temps, ou commence à se servir de ses membres. Il peut n'y avoir que de la sensibilité du cal au contact, ou bien le sujet peut souffrir de douleurs plus intenses et plus persistantes au niveau du cal.

Cette sensibilité échappe souvent au chirurgien qui n'est pas coutumier du massage. Elle n'est pas toujours accusée d'emblée par le blessé, ou bien celui-ci ne l'accuse qu'après un temps écoulé et alors que la condition à laquelle elle répond a occasionné des désordres peut-être irréparables.

Au fait capital, dans la suite du traitement, *la sensibilité du cal*, le chirurgien doit toujours être attentif.

On la rencontre surtout au moment où le sujet commence à faire des mouvements actifs ; on la rencontre surtout sur de très jeunes sujets. Elle accuse d'ordinaire une excitation trop grande du cal et je l'ai vue accompagner l'hypertrophie du cal et même une formation de véritables tumeurs. Elle est plus commune chez les enfants que chez les adultes et, comme je n'ai cessé de le répéter, elle donne une indication formelle à la modération des mouvements.

J'ai vu le fait aussi chez des sujets qui avaient subi des massages pratiqués par des masseurs qui ignoraient complètement quelles manœuvres doivent être appliquées aux fractures. Ils justifient cette objection qui a été faite à notre méthode par ceux qui ne la connaissaient pas et prétendaient la connaître et même quelquefois l'avoir inventée. C'est parce que la méthode a été mal appliquée, parce qu'on a provoqué des mouvements intempestifs et surtout parce que des pressions intempestives appliquées au foyer même de la fracture, ont été pratiquées, que ces phénomènes pénibles ont été développés.

Nous avons là une notion très utile pour nous diriger dans le traitement secondaire des fractures. Un chirurgien doit toujours se défier d'un cal qui reste sensible à la pression au moment où les fonctions du membre sont permises.

En cette circonstance particulière, la constatation de la sensibilité du cal peut rendre les plus grands services. Cette sensibilité du cal coïncide avec une consistance imparfaite du cal. Le sujet souffre donc de son cal, mais en outre il est exposé à ces déformations secondaires, qui sont mal connues des chirurgiens, mais qui ne sont pas moins réelles. On les voit se produire chez des sujets qui pouvaient être considérés comme définitivement guéris, qui avaient même paru très solides et qui, peu à peu, font des déformations qui sont bien appréciables par le chirurgien qui les étudie attentivement, puisqu'il avait auparavant constaté avec leur solidité l'absence de toute déformation importante.

Les déformations secondaires des membres fracturés sont très mal connues. Il y a même des chirurgiens qui les nient. Elles ne sont pourtant pas niables pour les chirurgiens qui étudient attentivement les fractures et les fracturés. Elles ne sont heureusement pas très communes, je les ai observées pour des fractures diverses et je les ai toujours trouvées accompagnées d'une sensibilité du cal très marquée. Beaucoup de sujets me disaient qu'ils avaient souffert de la région du cal, en même temps que se faisait la déformation ; pour d'autres, il était facile de constater encore la sensibilité exagérée du cal dans le membre qui venait de se déformer.

Je n'ai jamais vu ces déformations sur des sujets qui avaient été méthodiquement mobilisés. Toutes les fois que je les ai vues, il s'agissait de sujets qui, après avoir été rigoureusement immobilisés, sortaient bien droits d'un appareil et revenaient déformés au bout d'un certain temps en accusant la sensibilité sur laquelle j'insiste.

Si donc, au cours des suites de fracture, un chirurgien attentif, en suivant les progrès de son patient, observait cette sensibilité du cal, son attention devrait être appelée immédiatement sur ce fait pour le soustraire à ses conséquences. En pareil cas, la suppression des mouvements actifs est ordinairement la première mesure à prendre.

Il faut agir exactement comme dans les cas de retard de la consolidation.

CHAPITRE IV

La réduction des fractures. — Les appareils. — Soins accessoires.

RÉDUCTION

La réduction des fractures n'est pas le devoir bana admis par le chirurgien pour toute fracture qui détermine un changement de forme du membre. Il y a des difformités qu'il faut respecter. Il y en a qu'il ne faut pas attaquer d'emblée. Il y en a pour lesquelles la réduction est d'une urgence absolue.

La réduction des fractures pratiquée de haute lutte par les anciens et prescrite par tous les auteurs depuis le Moyen-âge, doit disparaître de la pratique.

Outre qu'elle avait beaucoup moins de succès que ne l'admettaient les chirurgiens anciens, elle n'a plus de raison d'être. Les progrès de l'anatomie nous ont permis d'appliquer des moyens de douceur et lorsque la violence s'impose, l'anesthésie devient aussi une nécessité, d'autant mieux qu'elle permet de faire sans résistance les réductions autrefois si difficiles.

Du reste, ces moyens doivent varier non seulement avec l'état anatomique des parties, mais avec les causes variables des déformations.

On peut ramener à trois les causes des déformations :

Les déplacements angulaires des os dus au traumatisme ;

Les engrènements qui ont fixé ces sortes de déplacements ;

Les contractures musculaires qui assurent et exagèrent tous les déplacements des fragments mobiles.

Il y a des fractures qui présentent de médiocres déformations, si peu importantes que l'effort pour les réduire ne mérite pas d'être fait ; il n'aurait aucune utilité définitive.

Citons certaines fractures du tibia, du péroné, même des deux os de la jambe, des fractures des deux os de l'avant-bras ou de l'un des deux os isolément et d'autres encore. Il semble évident qu'il est inutile de troubler la réparation par des efforts de réduction sans but.

Cela ne paraissait pas aussi évident, il y a peu d'années, et même à l'heure actuelle, au vu d'une radiographie, beaucoup de chirurgiens estiment encore qu'il y a avantage à modifier quelque chose.

Mais il y a en outre nombre de cas dans lesquels il y a une difformité peu marquée, très compatible avec la fonction du membre et dans lesquels tout effort de réduction a le grand inconvénient de contrarier la juxtaposition des os. Pour eux, l'engrènement avait déjà effectué une sorte de guérison spontanée en maintenant la continuité de l'os.

Pour la fracture du radius, si le déplacement de l'axe du poignet est médiocre, s'il est constitué par l'ascension de l'apophyse styloïde du radius enfoncé, il est bien inutile de corriger ce léger déplacement. Avec l'engrènement la guérison est plus rapide et ce déplacement après réduction se reproduirait.

Avec beaucoup de fractures de l'extrémité supérieure de l'humérus, la chose est plus évidente encore. Toute réduction est inutile pourvu que les mouvements de l'articulation de l'épaule soient immédiatement entretenus.

Au col du fémur toute réduction est inutile, dangereuse et préjudiciable au patient.

Mais il y a d'autres déformations qu'il faut corriger.

Les unes sont constituées par des déplacements angulaires résultant du traumatisme qui a causé la fracture ou d'autres traumatismes qui ont succédé.

D'autres encore sont dûs à l'entraînement des fragments mobiles par les muscles auxquels ils donnent insertion.

A quel moment convient-il de corriger ces déformations, de redresser les membres déformés ?

On peut dire qu'en principe, il faut pratiquer ce redressement (la réduction) à l'époque la plus rapprochée possible de l'accident.

D'une part, les muscles s'habituent à ces nouveaux rapports osseux et deviennent rapidement trop rétractés et résistants, et d'autre part, le travail de réparation qui est extrêmement rapide a pour résultat de fixer les os dans leurs rapports défectueux.

Une réduction immédiate est, en règle générale, infiniment plus facile que ne sera la réduction même le lendemain.

On peut ajouter à cela qu'il y a des déformations qui entraînent des contractures en amenant une irritation directe des muscles, et, dans ces cas, la réduction la plus rapide possible s'impose, parce qu'elle supprime la cause de ces contractures.

Mais s'il y a des conditions qui imposent la réduction immédiate, il y en a d'autres qui doivent faire remettre la réduction à plus tard. Tel est le cas des contractures liées à certaines fractures. Même quand elles sont liées à certaines prédispositions individuelles.

Il y a des fractures pour lesquelles, tant que les contractures musculaires ne sont pas tombées, la réduction est impossible et tous les efforts n'aboutiront qu'à aggraver la situation, à rendre illusoires l'application des appareils les mieux combinés.

Tel est le cas de la plupart des fractures de clavicule, des fractures de l'olécrane, de bon nombre de fractures d'une ou des deux malléoles.

Dans ces cas, le massage est une réelle nécessité. Ce n'est qu'après le massage que les contractures disparaissent ; et la réduction devient alors si facile que, quel que soit l'appareil appliqué, on obtient cette réduction.

Ce sont ces contractures qui accompagnent le gonflement et qui ont fait dire que pour certaines fractures, il est sage de ne mettre d'appareils inamovibles qu'après un certain laps de temps. La règle n'est pas mauvaise, car il arrive que, les premiers jours ayant été passés dans un repos absolu, les contractures ont si bien cédé que les appareils mis alors obtiennent une bonne réduction.

Mais ce bon résultat ne se rencontre que dans un petit nombre de cas et n'a rien de comparable avec le résultat qu'obtient le massage.

Après quelques jours, la réduction se fera aisément pour la fracture de clavicule, pour la fracture de l'olécrane. On verra des fractures de la malléole externe et même des fractures des deux malléoles, qui avaient paru d'abord tout à fait incoercibles, et que le moindre appareil contient très bien.

Ainsi donc, quand on réduit, réduire le plus vite possible, ou bien, en cas de contracture, retarder jusqu'à l'effet bien marqué du massage.

Enfin, dans les cas de grands traumatismes articulaires, dans les cas d'engrènement difficiles à redresser, dans les cas de grande pusillanimité du sujet, ne jamais hésiter devant l'anesthésie générale. Il y a par exemple des fractures du coude ou de l'épaule pour lesquelles l'anesthésie générale devient une nécessité ou du moins représente un immense perfectionnement de la thérapeutique des fractures. Pour les réductions tardives, l'anesthésie générale devient ordinairement le seul moyen de succès.

On pourrait encore ranger parmi les modes de réduction tardive la réduction par les tractions continues, qui peut donner certains résultats, qui peut en certaines circonstances combattre les contractures, mais c'est là un moyen rare sur lequel nous ne saurions insister tout en le rappelant.

APPAREILS DE FRACTURE

L'adoption des méthodes de mouvements supprime-t-elle l'usage des appareils de fracture ? La chose n'a jamais été dite que par les ennemis qui espéraient arrêter l'essor de la méthode par quelqu'affirmation ridicule.

Il est de toute évidence que le mouvement que l'on applique aux fractures devant être dosé et les mouvements volontaires actifs devant être dirigés, supprimés ou retardés, l'usage de l'appareil qui protège le membre contre ses propres mouvements reste nécessaire.

La vérité est que les difficultés de contention étant rapidement disparues, l'emploi des appareils à grande constriction est beaucoup plus rarement utile.

Il n'est pas rare de constater que pour une fracture de jambe ou malléolaire, pour laquelle on était accoutumé de mettre des appareils inamovibles il suffira d'une gouttière pour les premiers jours et très rapidement de deux coussins de sable placés aux deux côtés du membre.

Au poignet ou à l'avant-bras, les appareils amovibles n'auront besoin d'aucune complication.

Au coude, après quelques jours d'une gouttière

coudée, une écharpe ou deux attelles peu serrées suffiront.

Il y a même des régions pour lesquelles tout appareil peut être supprimé. Pour la fracture du col du fémur aucun appareil n'est utile. Pour la fracture de l'extrémité supérieure de l'humérus, une simple écharpe suffit dans ces cas pour lesquels tant de chirurgiens conseillent encore des appareils inamovibles aussi compliqués que l'appareil d'Hennequin.

Comme nous avons donné plus loin une indication succincte pour chaque fracture, nous n'insistons pas sur ces points.

Il nous suffit de ces citations pour faire comprendre que le chirurgien, tout en adoptant le mouvement comme principe de son traitement, ne doit pas oublier les modes de contention. Il constatera seulement très rapidement que sa besogne est singulièrement facilitée, car, si on met de côté les cas rares qui doivent être soustraits à la mobilisation immédiate pour cause de grande déformation, les appareils qu'il aura à utiliser seront la plupart du temps des appareils faciles à appliquer sans grands efforts.

Il verra bien vite comment les fractures qui lui avaient paru difficiles à contenir sont maintenant faciles à garder des contractures et des déformations secondaires. Il reconnaîtra que si ses soins ne doivent pas être moins attentifs, ils ont un succès infiniment plus marqué et plus rapide. Il n'y a plus de lutte à demander aux appareils. Il n'y a plus qu'une action douce de contention ou plutôt de protection contre les excès du mouvement. Le principe de l'immobilisation absolue, si difficile à réaliser, cesse d'être le cauchemar de sa thérapeutique.

TRAITEMENTS ACCESSOIRES

On ajoute souvent à notre époque aux traitements des fractures l'usage des bains, de l'électricité et de la mécanothérapie.

Je tiens à dire que ces additions ne sont pas compatibles avec la thérapeutique des fractures telle que je la comprends.

Je repousse absolument l'usage des bains généraux ou locaux. Je les considère comme déplorables au point de vue de l'avenir des articulations compromises. Ils favorisent souvent le développement des douleurs articulaires consécutives aux fractures.

L'électricité n'a d'ordinaire aucune utilité et elle peut être pernicieuse dans le cas de tendance à l'atrophie musculaire.

Quant à la mécanothérapie qui a peut-être des indications dans les accidents secondaires à longue échéance, elle est, dans le traitement proprement dit des fractures, d'un emploi tout à fait dangereux. Je ne veux pas y insister à propos des fractures récentes.

On ne doit pas manquer de remarquer que tous ces soins recommandés : *électricité, eau chaude, mouvements violents et prolongés* sont dirigés contre les complications qui disparaissent de la pathologie des fractures aussitôt que les méthodes de mouvement sont appliquées. Il est donc tout naturel d'en proscrire l'emploi.

CHAPITRE V

Technique du massage et de la mobilisation appliqués aux différentes variétés de fractures.

Après avoir exposé aussi nettement les principes de notre méthode, nous pourrions admettre que nos lecteurs sont suffisamment éclairés sur la manière de procéder pour cette thérapeutique. L'expérience nous a montré qu'il n'en est rien et que les exemples sont nécessaires pour bien faire appliquer la méthode. En outre, il est bon de faire bien apprécier les conditions dans lesquelles le mouvement est particulièrement précieux pour le blessé, puis les précautions indispensables pour en ménager l'application.

Aussi après l'exposé général des principes, nous avons développé les modes d'application individuelle en quelque sorte.

En principe, toutes les fractures bénéficient de l'usage du mouvement, prudemment appliqué, à l'époque la plus rapprochée possible de l'accident.

En pratique, l'importance de ce mouvement diffère

avec les variétés. Du reste, certaines variétés donnent fréquemment l'occasion d'appliquer une méthode pour laquelle d'autres variétés ne seront que des cas rares.

Aussi notre exposé, sans avoir la prétention de faire connaître tous les cas de cette application, passe en revue la plupart des fractures, en insistant plus particulièrement sur celles qui sont les plus fréquentes ou tirent un bénéfice plus grand de la méthode. La lecture de ce chapitre donnera sur toutes les conditions de la pratique les enseignements les plus précis.

Nous tenons à en signaler l'importance, parce qu'il faut bien être persuadé que la méthode que nous exposons vaut surtout par les détails d'application et, que ce qui peut faire merveille entre les mains d'un opérateur attentif, peut devenir dangereux dans les mains d'un imitateur négligent et mal averti.

On verra, en outre, par ces exemples, que grâce à notre expérience spéciale, nous avons sur l'évolution de certaines fractures et sur les fonctions de certains membres brisés des idées très particulières dont il est impossible de ne pas tenir compte, si on adopte notre méthode de traitement (radius, coude, épaule, col du fémur, etc.).

Il en résulte que si on veut classer les fractures,

au point de vue des nécessités de leur thérapeutique, on arrive à des résultats tout à fait différents de ceux qu'indiquerait une classification basée sur le mécanisme ou sur l'anatomie pathologique.

MEMBRE SUPÉRIEUR

I. — Fracture des phalanges.

C'est là une fracture qui aura peu de bénéfice à tirer d'un massage proprement dit. Celui-ci ne peut qu'être réduit à quelques frictions longitudinales très légères.

Pourtant il faut noter que l'immobilisation du doigt n'a besoin que d'être très relative. Surtout si la fracture est proche d'une articulation, il y a lieu de tirer le doigt chaque jour d'un appareil à deux attelles ou en gouttière et de mobiliser avec soin les articulations du doigt.

Il est bien rare qu'il y ait une difformité nécessitant une réduction à proprement parler, sauf dans certains cas où la fracture, très proche de l'articulation, simule la luxation.

La réduction immédiate par traction doit être faite. Un appareil simple contient très bien cette fracture et, avec la mobilisation, la consolidation du doigt est extrêmement rapide.

Si on fait des frictions, éviter le foyer de fracture

lors des premières mobilisations, le soutenir très exactement en le tenant dans la main, de façon à ce qu'il ne soit pas le siège de mouvements angulaires très marqués.

Un certain nombre de fractures des phalanges, et des fractures de métacarpiens, restaient inconnues avant la radiographie. Il faut tenir compte de ce fait et en profiter pour appliquer la méthode. Toutefois, nous faisons remarquer que, même sans radiographie, ces cas auraient eu chance de bénéficier du traitement par le massage, car on les considérait alors comme des contusions graves, en les méconnaissant parce qu'elles ne donnent ni déplacement, ni mobilité. Dès lors, le massage et la mobilisation conviennent aux contusions qui les masquent. L'avantage de la radiographie est alors surtout de permettre d'éviter l'irritation directe du foyer de fracture bien précisé par l'image.

Ordinairement le placement de la main sur un coussin résistant ou sur un drap plié en plusieurs doubles donne la meilleure position de la main à masser.

II. — **Fracture des métacarpiens.**

Il n'y a pas de tendance à un déplacement nuisible, les efforts de réduction sont inutiles ; le maintien dans un appareil bien matelassé est suffisant.

Le massage des articulations métacarpo-phalangienne et du poignet est utile.

Eviter avec soin le foyer de fracture qui est superficiel. La consolidation est promptement obtenue avec le massage. La mobilisation doit porter sur les doigts et sur le poignet.

Malgré la rapidité de la consolidation, mettre des réserves à l'usage prématuré de la main. Un effort violent avec la main blessée donne souvent des douleurs secondaires persistantes.

III. — Fractures des os du carpe

Les fractures des os du carpe méconnues avant la radiographie se rencontrent soit isolées, soit associées à des fractures de l'extrémité inférieure du radius.

Ici, la mobilisation sans massage serait tout à fait insuffisante. Non seulement il faut masser comme pour une entorse grave, mais il faut masser avec une progression lente, ne faire qu'une mobilisation peu étendue et prendre grand soin, au cours du massage, de ne pas faire de pressions vives sur l'os brisé.

Cela est facile, car l'os brisé est ordinairement le siège d'une sensibilité si vive, qu'on peut avoir des chances de faire le diagnostic de la fracture avant la radiographie, en tenant compte de cette localisation douloureuse très précise.

J'estime que, si on massait de bonne heure pour ces cas avec les précautions suffisantes, les extirpations des os du carpe brisés qui ont été souvent préconisés devraient être très rarement utiles.

Quant à l'immobilisation, elle est complètement inutile et même spécialement *pernicieuse* dans ces sortes de cas.

L'enveloppement et le matelassage suffisant pour mettre le poignet à l'abri des chocs est seulement indiqué.

Le massage avec l'huile m'a paru avantageux dans ces cas, en assouplissant les téguments tendus et douloureux. La proscription des bains *doit être absolue*, car elle favorise l'enraidissement pour l'avenir.

Pour le massage, même position que pour les phalanges ou les métacarpiens, ou placer le poignet dans la main gauche tandis que l'on masse de la main droite.

VI. — **Fracture du radius.**

La fracture du radius mérite un chapitre très détaillé. C'est une de celles qui bénéficient le plus du traitement par le mouvement et c'est en réalité celle par laquelle j'ai commencé la réforme du traitement des fractures. C'est aussi celle par laquelle tout praticien aura chance de commencer.

Malgré les très nombreuses variations que la radiographie peut montrer dans ces fractures, on peut les classer de la façon suivante : trois variétés de fractures articulaires — une variété de fracture sus-articulaire ou non articulaire.

Il y a tout un groupe de fractures qui intéressent tantôt toute l'extrémité articulaire du radius, tantôt son tiers externe seul, et qui ne s'accompagnent pas de déplacement, ou bien pour lesquelles le déplacement est peu sensible.

Ce sont ces fractures souvent méconnues, souvent confondues avec l'entorse du poignet. Malgré l'absence de déplacement, ces fractures sont accompagnées d'un traumatisme articulaire intense. Toute leur gravité réside dans ce traumatisme articulaire. Elles ne sont pas exemptes des plus mauvaises suites. L'une des plus belles *mains de justice* que j'aie jamais vues était dûe à une de ces fractures traitées par l'immobilisation pendant six semaines. Elle était pourtant si peu caractérisée que le diagnostic n'en avait été fait que par la radiographie.

Avec ces fractures, il n'y a guère de modification de la ligne bistyloïdienne. L'ascension de l'apophyse styloïde du radius est insignifiante ; il y a peu d'enfoncement des fragments.

Dans une seconde forme de fracture, au contraire, l'ascension de l'apophyse styloïde est considérable.

En regardant la main de profil il n'y a souvent qu'un dos de fourchette médiocre. La déformation est peu prononcée. Si, comme il arrive peu après la fracture, il y a un gonflement considérable du poignet, ce gonflement exagère en quelque sorte la déformation.

Lorsque le gonflement sera passé, malgré toute absence de réduction, on verra que la difformité laissée par la fracture change assez peu la figure de la région, sauf en ce qui concerne l'ascension de l'apophyse styloïde radiale.

Quoi qu'on en ait dit, cette modification de forme du poignet n'a guère d'influence sur la valeur mécanique du poignet. Si celui-ci a gardé sa souplesse, les fonctions les plus délicates du membre s'accommodent de cette déformation. J'ai vu ces fonctions parfaites, même chez un violoniste.

Pourtant, si on regarde la radiographie on trouve, dans ces cas, toujours la pénétration des fragments, quelquefois des apparences de fracas énorme. La pénétration du fragment supérieur dans le fragment inférieur peut être considérable et celui-ci peut être absolument éclaté.

Ici, encore, malgré le fracas osseux bien plus étendu, c'est le traumatisme articulaire qui fait la gravité de la lésion. C'est le traitement de ce traumatisme articulaire qui doit dominer toute la thérapeutique de la fracture. La difformité n'est que très secondaire.

Dans une troisième variété, la déformation est infiniment plus considérable. Ici c'est l'exagération du dos de fourchette que l'on observe. Il est facile de voir en examinant le poignet de profil que le poignet a en quelque sorte tourné autour de l'axe du cubitus. La difformité, qui se voit toujours beaucoup plus de profil que de face, est caractérisée par une saillie si grosse en arrière qu'on conçoit très bien comment les cas de ce genre étaient autrefois toujours étiquetés : *luxation du poignet*.

En pratique, et malgré des variétés nombreuses, les fractures du radius peuvent se rapporter à ces trois types.

On rencontre certainement de temps en temps un autre type de fracture qui s'éloigne des précédents. Je l'ai montrée en particulier, dans les cas de fractures chez les mécaniciens d'automobile par retour de manivelle[1]. C'est une fracture par action directe. Elle siège à 5 ou 6 centimètres au-dessus de l'articulation. C'est une fracture très différente. On doit la rapprocher des fractures de l'avant-bras, et les indications thérapeutiques peuvent être assez différentes. Ce n'est plus une fracture articulaire.

Des considérations que je viens d'exposer, il faut retenir deux faits. Les fractures du radius que nous observons ont un caractère variable : *la déformation* ; un caractère constant : le traumatisme intéresse violemment *l'articulation*.

Si la déformation est inexistante ou si elle est peu marquée, ou si, existant, elle ne peut être corrigée utilement, on conçoit aisément qu'il puisse n'y avoir aucun intérêt à diriger ses efforts de ce côté.

Pour toutes, en revanche, il y a un intérêt capital à prévoir la complication articulaire.

Or, que se passe-t-il pour les deux premières variétés que nous avons signalées ?

[1] Les plus communes des fractures par retour de manivelle sont des fractures par arrachement, par renversement du poignet. Mais quelques-unes sont bien des fractures directes dues au choc de la manivelle. J'ai indiqué ces faits.

Fractures du radius par manivelle d'automobile, ses trois variétés, la manière de les traiter et de les prévenir. In *Journal de médecine et de chirurgie pratique*, 25 mars 1904.

Pour la première, le gonflement considérable pou rait donner l'illusion d'une déformation, et j'ai sou vent vu tirer et fatiguer les poignets qui n'avaie aucune déformation réelle.

C'est un premier défaut à éviter. Il faut, à l'exame tenir compte de cette absence de déformation, et n traiter que l'arthrite.

Pour la seconde variété, il y a un peu plus de diff culté, car il y a une difformité réelle. Mais il n'y aucun avantage à fatiguer le poignet par des traction intempestives.

Ces tractions exercées très violemment, même sou chloroforme, comme on les a conseillées, n'o aucun avantage et voici pourquoi :

Il peut arriver qu'elles ne désengrènent rien. Ma si, par une violence exagérée, on réussit à dése gréner, il n'est pas dit du tout que la difformité se corrigée.

En effet, l'enfoncement et l'éclatement de l'extr mité inférieure du radius ont créé une véritable per de substance.

Quand l'os est abandonné à lui-même dans u appareil, si serré soit-il, la rétraction de la cicatri qui se forme, quoique ce soit une cicatrice osseus ramène l'extrémité articulaire vers la diaphyse. *L'* *se ramasse* en quelque sorte.

Si, plus tard, vous examinez attentivement l'os, vous constatez que, malgré la violence que vous aviez exercée, l'ascension de l'apophyse du radius s'est refaite. Votre intervention a servi à peu de chose au point de vue de la déformation.

En revanche, le traumatisme que vous avez exercé sur l'articulation a fait son œuvre.

Comme il a fallu fixer solidement l'articulation, dans l'espoir chimérique de maintenir les os en position, pendant un temps qui est au moins de trois semaines et que beaucoup d'auteurs portent à six semaines, il y a un enraidissement de l'articulation qui peut être absolu, qui peut mener, suivant l'âge, à une infirmité souvent définitive.

Les chirurgiens consultés ne manquent pas d'attribuer l'impotence fonctionnelle à la difformité qui subsiste. De fait, la difformité n'y est pour rien. Ce sont la perte des fonctions des articulations radio-carpiennes et les atrophies musculaires correspondantes qu'il faut accuser.

Si, dans un cas pareil, on se résigne à la difformité, on observe les faits suivants :

La difformité qui, avec le gonflement, paraissait importante, diminue considérablement aussitôt que le gonflement a disparu.

Si, dès le début, le poignet a été mobilisé méthodiquement, si l'articulation et son voisinage ont é massés suffisamment, la souplesse articulaire e parfaite, la valeur des muscles est conservée et l difformité, constituée surtout par un peu d'ascensio d'apophyse styloïde radiale, a vraiment peu d'app rence. La réparation osseuse est d'autant plus rapid que les fragments sont restés mieux engrenés.

L'engrènement des fragments peut être considé en pareil cas comme un commencement de guériso Là, comme dans toutes les circonstances où il ne do pas gêner les mouvements, le devoir du chirurgie est *de respecter l'engrènement.*

C'est une loi de la thérapeutique des fractures q n'est pas assez observée.

Pour la troisième variété, il faut être beaucoup pl interventionniste, et cela pour deux raisons.

La difformité infiniment plus marquée gênera les fonctions du membre plus que les précédentes.

Puis, justement, parce qu'elle est plus marqué *elle est plus facile à corriger.*

Enfin, plus elle est marquée, plus l'abandon d membre à lui-même aggraverait la difformité dan l'avenir.

Toutefois une remarque préalable est capitale a point de vue du traitement :

Celui-ci doit être le *plus rapide possible.* Au début, dans les instants qui suivent la fracture, comme il n'y a pas d'engrènement considérable, le redressement du poignet, le retour à la forme à peu près normale est très facile, même avec des tractions peu énergiques et au prix d'une douleur très modérée.

A mesure qu'on s'éloigne de l'instant de l'accident, ce n'est pas par jours qu'il faut compter les chances de réduction de la difformité, c'est par heures. Dès le lendemain, elle est d'une difficulté toute différente. Il ne faut donc, sous aucun prétexte, en remettre l'exécution. Si, pour une raison indépendante de la volonté, elle devait être reportée à plus tard, on devrait très rapidement demander l'aide du chloroforme pour que la douleur n'empêchât pas d'exécuter le redressement parfait.

Le maintien en place des fragments demandera une intervention plus complète que pour les cas précédents, puisqu'il s'agit de se défendre contre une déformation qui était considérable et qui s'accompagnait d'une réelle mobilité.

Mais, pour réussir, il faut noter, d'une part, qu'il n'y a pas ici moins de traumatisme articulaire à soigner que dans les cas précédents et d'autre part qu'une solidité relative est obtenue pour ces sortes de fractures infiniment plus vite que pour les fractures d'autres régions. Cela était facile à prévoir si on voulait bien considérer combien vite les difformités deviennent irréductibles.

Cela tient à l'activité de réparation de ces fractures.

Ces deux considérations permettent, même dans ces cas dans lesquels la contention doit être très exacte, de faire la part rapide et suffisante du traitement actif de l'articulation, des tendons et des muscles.

Quelles formules de traitement faut-il appliquer à ces trois variétés de fractures ?

Comme pour toutes, à des degrés divers, il faudra faire jouer un rôle à la mobilisation ; il n'est pas inutile de rappeler avant de fixer ces formules que parmi les mouvements il n'y a guère qu'un mouvement qui puisse être redoutable pour favoriser le déplacement, c'est le mouvement de relèvement du poignet : mouvement de la main en arrière, vers la face dorsale.

Tous les mouvements de flexion du poignet, au contraire, auraient plutôt une tendance à corriger une difformité menaçante.

Pour la première variété, on pourrait ne mettre aucun appareil.

En principe, *je ne conseille jamais* de ne rien mettre. Le traitement par le mouvement n'est pas le *rien faire.* Le patient ne tiendrait aucun compte des préceptes nécessaires s'il n'était enchaîné par quelques liens.

Même en cas d'absence absolue de toute difformité, je conseille de fixer le membre par un bandage roulé : bandes Velpeau maintenant deux attelles.

Ces deux attelles courtes ne dépassant pas l'avant-bras doivent être garnies *très largement* de ouate ou d'un feutrage souple (étoupe, ouate de tourbe, feutres, etc.).

L'attelle de la face antérieure de l'avant-bras ne doit pas en bas dépasser le pli qui sépare le poignet de l'avant-bras.

L'attelle dorsale, plus longue, doit au contraire empiéter sur la main de façon à empêcher la main de se relever vers la face dorsale de l'avant-bras.

Dès le premier jour, comme il n'y a pas de difformité, le poignet doit être massé un peu longuement avec toute la douceur que nous avons prescrite.

Le massage *ne touchera pas le foyer de fracture.* Mais comme ici ce foyer de fracture est peu étendu, il n'y a pas de ce fait de grandes difficultés. Le massage est facile en posant le poignet à plat sur un coussin. Il sera fait jusqu'au coude. Après la séance, de massage, une séance de *mouvements provoqués* sera faite sans mouvements de relèvement du poignet dépassant l'horizontale.

Le plus vite possible on fait faire *une gymnastique de mouvements actifs* comprenant des mouvements de circumduction du poignet, des mouvements de flexion, mais, *aucun mouvement de relèvement* du poignet et jusqu'à la fin du traitement, il devra en être ainsi.

Les mouvements à conseiller sont ceux de fermeture de la main, ceux de flexion du poignet et même, lorsque la convalescence est établie et lorsqu'on fait faire des mouvements plus puissants au sujet, il faut toujours lui conseiller de mettre la main dans la flexion pour l'exécution de ces mouvements puissants.

Un précepte doit dominer la gymnastique des mouvements provoqués ou des mouvements actifs. *Il est inutile de leur donner de l'amplitude.* La souplesse est conservée par des mouvements de petite étendue.

Dans les cas de ce genre, avec un sujet docile, la main peut être libérée d'attelles dès la seconde semaine. Surtout s'il s'agit de la main gauche, on peut permettre beaucoup de mouvements utiles.

A droite, on peut permettre l'écriture. Pour manger, on permettra l'usage de la main à la condition de la tenir un peu fléchie et on recommandera *au sujet de ne pas couper la viande de la main droite.*

Dès le quinzième jour, le poignet est bien solide. Beaucoup de sujets pourront reprendre des occupations actives dès la troisième semaine s'ils ont la précaution d'éviter tous les mouvements de renversements du poignet en arrière.

Je conseille de conserver assez longtemps le poignet enveloppé et protégé par une bande. Les traumatismes prédisposent aux complications rhumatismales; il faut donc éviter les refroidissements.

Pour la seconde forme de fracture, les indications différeront peu de celles de cette première forme.

En effet, pas de réduction à faire ; pas de mobilité dans le foyer de fracture.

Contention facile.

L'appareil de maintien n'a à lutter contre aucune tendance à une déformation nouvelle.

Deux attelles placées exactement dans les mêmes conditions que pour le cas précédent, la main inclinée en bas, renversée vers la face palmaire de l'avant-bras.

Massage immédiat et quotidien.

Ici le massage au voisinage du foyer de fracture est

un peu plus délicat, car ce foyer de fracture est un peu plus étendu.

Pourtant l'action du massage sur les éléments articulaires non brisés est utile et intéressante.

Une séance quotidienne de vingt minutes est encore indiquée.

Dès le premier jour, le massage atténue la douleur, pour la faire disparaître absolument dès le deuxième ou troisième jour.

La région au voisinage du foyer de fracture étant plus sensible que dans le cas précédent, on est amené à matelasser la région avec des masses d'ouate ou d'étoupe plus importantes sous les attelles.

On se rappellera, aussi bien pour la gymnastique que pour les mouvements provoqués, que le renversement du poignet, de la main, vers la face dorsale est le seul mouvement qui pourrait être nuisible et pourrait contribuer à augmenter la déformation.

Ici le traumatisme osseux est plus large. Il faut être un peu plus prudent pour permettre les mouvements de quelqu'importance.

Je n'autorise guère l'*usage* de la main avant la quinzaine.

A ce moment, les attelles sont tout à fait supprimées ; je conseille de porter un bandage roulé et, autour du poignet, un peu de ouate.

Plus encore que pour le cas précédent ceci est une nécessité et je ferai continuer longtemps cette précaution.

L'articulation traumatisée devient d'une susceptibilité extrême au rhumatisme.

Dans tous ces cas, c'est après la quinzaine accomplie que les mouvements peuvent être récupérés.

En faisant les mêmes réserves que j'ai faites plus haut sur l'*étendue* des mouvements, sur leur *sens*, sur la *progression* avec laquelle il faut les permettre, j'estime que c'est après cette quinzaine que les travaux légers peuvent être repris. Je pense qu'il serait *capital pour le sujet de les utiliser* pour mobiliser son poignet dans de bonnes conditions. J'ai souvent utilisé prudemment le piano et le violon pour favoriser le retour des fonctions. Il sera évident pour quiconque surveille le retour des mouvements et leur perfection que le *travail professionnel bien réglé et tôt repris* est tout particulièrement intéressant après la fracture du radius.

Je ferai remarquer qu'en ces cas il n'est pas exclusif du traitement. La continuation du massage pendant longtemps jouera un rôle des plus importants. Si après la troisième semaine il n'est plus possible, de le faire quotidiennement, le massage tous les deux jours puis tous les trois jours, pendant une longue période, pourra contribuer à rétablir l'état absolument normal dans l'articulation et son voisinage.

Je ne saurais trop encourager les sujets assez fortunés pour se faire soigner longtemps à continuer les manœuvres du massage longtemps après leur guérison.

La troisième forme de fracture avec grande déformation est la plus grave. C'est pourtant *celle qui permet au point de vue de la forme la réparation la plus parfaite.* En effet, les grandes déformations ont peu d'enfoncement, leur déplacement est latéral.

Dès la première minute où vous les avez observées, sans rien attendre, tirez bien sur la main prise largement dans la vôtre et en exagérant la flexion du poignet. Si vous êtes intervenu dans les deux ou trois heures qui suivent l'accident, vous serez surpris de la facilité et de la perfection de la réduction.

Gardez le poignet redressé dans votre main jusqu'à ce qu'avec un aide vous ayez appliqué l'appareil.

Si vous avez un sujet docile, un appareil du genre de celui que je vous ai indiqué : deux attelles, dont une *dorsale dépassant le poignet*, une sur l'avant-bras, antérieure, plus courte. La main un peu fléchie en bas est bien matelassée. On fixe l'appareil avec des bandes Velpeau prenant la main.

Ces éléments suffiront à vous permettre une contention beaucoup plus facile que l'on imagine.

Si vous prévoyez un sujet très indocile, placez le membre dans une gouttière plâtrée, toujours en fléchissant à demi la main.

Quelqu'appareil que vous mettiez, *avant la pose de l'appareil*, faites avec beaucoup de douceur une séance de massage un peu prolongée (vingt minutes), de façon à calmer la sensibilité du sujet et à prévenir dans une certaine mesure les contractures. Je l'ai fait avec succès deux heures après l'accident.

Si le sujet est indocile, peu intelligent, et qu'il y ait eu nécessité après la réduction, de lui appliquer une gouttière plâtrée, pour laisser le calme s'établir, vous pouvez le laisser tranquille pendant quatre jours.

Mais n'allez pas au-delà. Coupez alors délicatement votre gouttière plâtrée pour en faire un appareil amovible et faites le massage en plaçant le poignet dans *votre main*, pour vous assurer contre tout déplacement.

Ce massage qui ne débute que le cinquième jour ne sera pas aussi vite anesthésiant que celui qui aurait débuté le deuxième ou le troisième.

Pourtant il soulage le patient. Il serait rare alors d'obtenir que dès ce premier massage il fît lui-même quelques mouvements.

Mais dès le massage du sixième ou du septième jour vous l'obtiendrez, en le sortant chaque jour de sa gouttière plâtrée.

Ici la consolidation de la fracture n'est pas aussi vite assurée que pour les cas précédents, et je vous conseille le maintien de l'appareil pendant trois semaines.

On ne saurait considérer ce maintien d'appareil pendant trois semaines comme menaçant la souplesse de l'articulation, puisque chaque jour le massage et la mobilisation assureront cette souplesse.

En revanche, les trois semaines de l'immobilisation assureront la solidité du membre et après les trois semaines, la bande roulée autour du poignet, le massage et la continuation des exercices méthodiques assureront l'avenir aussi bien au point de vue des mouvements que de la douleur.

A partir de cette troisième semaine, les mouvements sont possibles avec les réserves que jai déjà faites pour les autres cas et les mêmes conseils en ce qui concerne les mouvements de renversement du poignet en arrière qu'il faut toujours éviter.

Après le massage, vous remettrez en place la gouttière plâtrée, mais auparavant, mobilisez les doigts, les articulations et assurez-vous de l'intégrité des parties voisines.

Si vous placez un apareil plâtré, *jamais d'appareil 'aisant tout le tour du membre*, mais un appareil qui vous permette d'inspecter. Chez les jeunes sujets, 'appareil plâtré est souvent utile à cause de leur ndocilité ; puis ils souffrent moins de sa rigueur que es gens plus âgés.

Si vous avez mis un appareil mobile à attelles par-'aitement suffisant si la surveillance est bonne, aissez-le *deux jours sans y toucher*. A partir du troisième jour, vous le déferez chaque jour pour faire le massage.

Si vous placez bien le poignet du patient, dans votre main, ce massage se fera *sans douleur et sans chances de déplacement des fragments.*

J'ai personnellement réduit et soigné une fracture chez une dame qui avait le poignet le plus déformé que j'aie jamais vu.

Dès le troisième jour elle fut massée par moi-même.

Au bout de trois semaines elle pouvait s'essayer un peu au piano ; je l'ai revue bien souvent, et elle m'a assuré qu'entre ses deux mains elle ne savait laquelle avait le meilleur mouvement.

Il n'y avait plus trace de difformité.

Il s'agissait de la main gauche et la patiente avait 49 ans. Elle était plutôt rhumatisante.

Tels sont, d'après moi, les préceptes fondamentaux

applicables à ce que l'on peut appeler la *véritable fracture de l'extrémité inférieure du radius*, la fracture *articulaire*.

Quatrième forme de la fracture du radius. — Une forme plus rare de la fracture de l'extrémité inférieure du radius est celle que l'on observe à une certaine distance de l'articulation. C'est celle dont on a vu plusieurs exemples à la suite d'un choc direct comme celui de la manivelle de l'automobile. Les retours de manivelle qui causent le plus souvent des fractures par arrachement, par renversement du poignet, causent aussi une autre variété dûe au choc direct de la manivelle.

Ce n'est plus une fracture articulaire. Elle n'expose pas aux mêmes enraidissements lors de l'immobilisation. Cependant elle est mieux traitée lorsqu'on immobilise modérément et lorsqu'on mobilise rapidement toutes les articulations périphériques et par le massage on empêche l'atrophie musculaire.

Dans ces cas, le déplacement est généralement peu considérable et ne réclame guère de réduction.

Un appareil très simple suffit au maintien de la fracture en bonne condition, car le cubitus sert d'attelle. Il suffit en pareil cas d'une attelle antérieure et d'une postérieure et d'un bon matelassage.

Il n'est pas utile en ce cas de maintenir la main

fléchie comme pour les fractures articulaires. Il n'y a pas de tendance à déformation par renversement du poignet.

Ces fractures, examinées par radiographie, donnent habituellement un chevauchement sensible, mais sans déviation latérale bien marquée.

Elles se réparent peut-être un peu moins vite que les précédentes. Il faut au moins trois semaines pour que la solidité du cal permette des mouvements réguliers. Encore faut-il que ces mouvements soient très doux, point trop rapides ; cela exclue par conséquent tout travail de force. Dans le cas particulier du conducteur d'automobile, il est quelquefois empêché durant quelque temps de reprendre son travail à cause de l'effort nécessaire pour la mise en marche.

On observe la quatrième variété de fracture du radius, non articulaire, au-dessus de l'articulation radio-carpienne, comme celle des automobilistes, ou plus haut sur la diaphyse. Non seulement ce sont des fractures rares, mais le cubitus servant d'attelle, les chances de déplacement secondaire sont peu importantes.

Elle mérite un appareil simple comme une fracture des os d'avant-bras sans déplacement ; une gouttière peut même suffire. Le massage sera fait aisément sur la main, sur le poignet et sur le coude. Ordinairement toutes ces fractures de cause directe s'accompagnent d'une contusion intense et souvent très douloureuse. Cela indique qu'il faut en massant être attentif à ne pas irriter la région contuse. Il faut être prudent au moment du retour du mouvement, la région atteinte restant facilement douloureuse. Ces fractures exposent beaucoup moins que les fractures articulaires à l'enraidissement du poignet.

Quelle que soit la forme de la fracture, le massage et la mobilisation doivent porter sur les doigts, sur le poignet, sur l'avant-bras et même sur le bras.

Il doit s'étendre d'autant plus que le sujet est plus âgé. J'ai vu des sujets avancés en âge pour lesquels le massage de l'épaule a beaucoup contribué à rétablir rapidement l'intégrité des fonctions.

Dans tous les cas, le massage du poignet doit être fait sur un plan résistant, sur une table garnie d'un coussin dur ou d'un drap plusieurs fois replié.

Il est quelquefois très facile et très commode pour l'opérateur de placer le poignet du patient sur ses genoux. On l'a bien à sa portée et on est très assuré de ne pas faire de mouvements intempestifs.

Quel que soit le traitement appliqué à la fracture articulaire du radius, il n'est pas inutile de rappeler ce qu'il faut éviter par dessus tout dans le traitement de cette fracture. Il faut, en utilisant le mouvement, éviter les abus du mouvement, les imprudences et certains efforts inutiles.

Dès le premier massage la douleur tombe. J'ai vu des poignets horriblement douloureux pendant les premières vingt-quatre heures devenus si peu sensibles après le second massage que le blessé s'était remis à donner de nombreuses signatures ; tandis que la veille il était fort anxieux de ne pouvoir en donner de longtemps.

La douleur est si vite calmée par le massage qu'il faut précisément redouter de voir le sujet faire plus de mouvements qu'il ne serait nécessaire. De là, quand c'est le poignet droit qui a été atteint, la nécessité de régler avec soin l'emploi que le sujet pourra faire de sa main.

Si en appliquant un appareil même modérément serré, on a soin de faire fléchir le poignet et d'assurer cette flexion par quelques tours de bande, on sera assuré que le patient, qui ne peut utiliser ses doigts que pour saisir les objets en position peu commode sans possibilité de renverser la main, de la relever, n'utilisera cette main que dans une mesure qui ne lui est pas préjudiciable.

Eviter toute contention absolue dépassant *une semaine.*

Ne jamais *entourer tout* le membre d'un appareil plâtré.

Ne jamais *serrer* cet appareil plâtré et s'assurer qu'aucun point d'appui sur un os n'est direct.

Enlever immédiatement un tel appareil s'il détermine la douleur.

Ne faire aucune *compression sur la région.* La compression même passagère est inutile et peut être dangereuse.

Eviter avec soin l'action des bains chauds ou froids. *L'eau est le grand ennemi des fractures articulaires.*

Ne jamais faire une *manœuvre* de massage ou de mobilisation qui *soit douloureuse.* La douleur du sujet avertit que le massage ou la mobilisation sont mal faits.

Quelle que soit la variété de fracture du radius, tenir grand compte de l'état de l'*apophyse styloïde du cubitus*. L'arrachement de cette apophyse est très fréquent. Parmi les travaux qui ont bien mis en relief cette complication habituelle, il faut citer Lynn Thomas, de Cardiff. Il faut en tenir compte, car elle cause des complications secondairement les plus douloureuses de cette fracture. Le massage contribue à faire disparaître cette douleur.

Si le traitement ne pouvait être suivi d'aussi près,

en tous cas l'appareil inamovible ne doit jamais être laissé plus de quinze jours sans être déplacé puis remis.

Aussitôt que la solidité du poignet est assurée, c'est-à-dire du dixième au vingt-deuxième ou vingt-troisième jour, la mobilité définitive du sujet sera favorisée par *la reprise du travail* de la main.

Avec l'état actuel de la loi sur les accidents du travail, cela n'arrive plus jamais. Les sujets ne veulent reprendre le travail que lorsqu'ils sont absolument revenus aux mouvements libres et à la disparition de toute sensibilité.

C'est une circonstance déplorable qui fait que la fracture du radius est, au point de vue des accidents du travail, un accident grave et très coûteux pour le patron.

Il faut, lors de la convalescence, s'abstenir absolument de tous les grands exercices de force, de toutes les *manœuvres violentes* qui prolongent inutilement la période d'impuissance.

Sauf les cas d'ankylose invétérée, il faut *s'abstenir de la mécanothérapie.*

L'*électrisation* me paraît devoir être *proscrite* pour une raison analogue.

Le plus sage est, si l'ouvrier ne consent pas à reprendre son travail habituel, de lui faire reprendre quelque travail manuel doux qui l'oblige à des mou-vements modérés, mais fréquents qui rétablissent souplesse.

Au point de vue des accidents du travail, les chos sont telles, actuellement, que la fracture du radi qui, d'une manière générale, ne devrait jamais caus une interruption de travail dépassant un mois, amèn une interruption de travail de deux et trois mois davantage. Par surcroît, elle conduit réelleme souvent à une diminution de capacité *qui ne devra jamais exister.* L'interruption prolongée du trava est la cause principale de cette incapacité.

Si la loi permettait, à propos de la fracture c radius, un arrangement entre patron et ouvrier, c ne verrait presque jamais de perte de capacité c travail.

V. — **Fractures du cubitus seul.**

Les fractures du cubitus sans fractures du radiu sans être extrêmement communes, ne sont pas tr rares. J'en ai vu un certain nombre. Au point de vu du traitement, il faut les considérer comme les fra tures des deux os de l'avant-bras qui n'ont pas c tendance au déplacement. Il faut donc les traiter d le premier jour par le massage et placer un appare amovible qui, en l'espèce, est ordinairement composé de deux coussins et de deux attelles.

Suivant la hauteur de la fracture, on fixera ou on ne fixera pas le poignet. Cela est un peu indifférent au point de vue des mouvements, la fracture étant assez éloignée de l'articulation pour que celle-ci soit peu traumatisée, avec peu de tendance à s'enraidir.

Les règles qui s'appliquent au massage des deux os de l'avant-bras s'appliquent encore mieux à cette fracture.

On évite d'abord les mouvements de supination et de pronation, ou du moins on les réduit à une très petite étendue jusqu'à la consolidation parfaite ; celle-ci est ordinairement très rapide.

On peut faire pour le massage une remarque utile. Souvent cette fracture est de cause directe, et la violence qui l'a produite a déterminé une contusion assez importante des parties molles. Il faudra donc, plus encore que pour une fracture des deux os, éviter le massage direct sur le foyer de fracture.

VI. — **Fractures des deux os de l'avant-bras.**

A cette fracture la mobilisation est difficile à appliquer à cause de la tendance aux déviations. Elle a moins d'importance que pour les extrémités articulaires. Malgré cela il y a bien des circonstances dan lesquelles on peut la pratiquer et la combiner ave une immobilisation abrégée le plus possible.

Il n'y a que des avantages à pratiquer le massag dès le premier jour. J'ai eu à plusieurs reprises l'oc casion de traiter des fractures que j'avais vu quel ques instants ou peu d'heures après l'accident. J'a pu en ces occasions pratiquer le massage immédia tement et mettre un appareil de contention amovible

Dans ces cas le massage doit commencer sur l main et s'étendre au coude en franchissant très légè rement le foyer de fracture.

Quand le massage est terminé, la mobilisation doi porter surtout sur le coude et le poignet. Au débu on ne permettra guère de mouvements actifs.

Pour placer l'appareil on mettra au préalable l main dans la demi pronation tandis que pour fair le massage, la supination, l'avant-bras immobilisé, es la position la plus favorable.

C'est la fracture pour laquelle il peut être le plu utile de combiner les appareils inamovibles et l massage.

Chez l'adulte, le mieux est de masser pendant plu sieurs jours de suite. Pendant ces premiers jours l'o place l'avant-bras dans un appareil amovible ave deux attelles. Au bout de six à huit jours on plac l'avant-bras dans un appareil inamovible dont on pourra faire un appareil amovible après huit jours. Dès lors on tire chaque jour l'avant-bras de l'appareil.

Chez l'enfant, toujours plus difficile à diriger, pour qui la formation du cal est très rapide et chez qui les contractures amenant une tendance aux déformations sont beaucoup plus rares, on a souvent avantage à mettre immédiatement un appareil inamovible. C'est une solution simple. Comme on peut voir que la consolidation suffisante pour empêcher toute déformation survient très rapidement, on tire l'avant-bras de très bonne heure de l'appareil pour faire exécuter des mouvements au coude et à la main.

J'ai cependant traité personnellement des enfants sans aucun appareil inamovible, enfants âgés de 7, 10 et 12 ans, avec une rapidité très grande de formation du cal et une perfection très satisfaisante de la forme.

J'insiste pour faire remarquer que ces cas ne demandent pas de massage. J'ai précisément observé à deux reprises des cals exubérants résultant de l'application du massage par d'autres chirurgiens. Dans l'un, le cal gênait visiblement les mouvements de pronation et de supination, dans l'autre le cal constituait une véritable tumeur qui inquiéta beaucoup le médecin qui ne se rendait pas compte de son erreur et massait d'autant plus qu'il comptait sur son massage pour faire disparaître la tumeur.

Dans les deux cas le repos donné au membre, avec la suppression du massage, amena la disparition des accidents et sur le sujet chez lequel la supination était gênée, tous les mouvements revinrent peu à peu à mesure que le cal se réduisit.

On doit noter à propos de cette fracture un fait aussi intéressant au point de vue pratique qu'au point de vue théorique. Tous les auteurs se sont beaucoup préoccupés de la tendance au rapprochement des os de l'avant-bras et les dispositions des appareils ont été inventées pour éloigner l'un de l'autre le radius ou le cubitus de peur de difformité par rapprochement des os et de difficulté dans la pronation et la supination. Je dois dire que je n'ai jamais pris de dispositions spéciales d'appareils et que je n'ai jamais observé sur mes malades d'accident de ce genre. Je crois que ces grands chevauchements résultent surtout des contractures et que précisément chez les sujets mobilisés on n'observe plus ces contractures. Je pense même que si on employait les moyens de pénétration énergique que nos maîtres nous enseignaient pour écarter les os on aurait chance d'exciter ces contractures dangereuses.

En terminant ce qui a trait à la mobilisation pour

les fractures des os de l'avant-bras, je dois faire remarquer que, pour les fractures de ces deux os, la mobilisation de tout le membre est nécessaire, très haut, surtout chez les gens âgés.

Chez les gens âgés le retentissement sur les articulations éloignées du point fracturé est très menaçant. J'ai vu souvent l'ankylose complète du coude pour une fracture de l'extrémité inférieure du radius.

Mais j'ai vu également l'ankylose complète *de l'épaule* chez une femme âgée à la suite d'une application prolongée d'un appareil inamovible pour *fracture du radius* et chez nombre de sujets qui n'avaient pas une ankylose aussi complète, j'ai vu, après fracture de l'avant-bras, des impotences et des douleurs de l'articulation de l'épaule. Il ne faut donc pas hésiter à mobiliser au loin et de bonne heure. Cela est très bien accepté par le sujet qui trouve un véritable soulagement à la mobilisation de ces articulations éloignées qu'il ne peut mouvoir lui-même.

J'appelle enfin l'attention sur une particularité de cette fracture qui m'a frappé sur les radiographies.

En examinant les sujets atteints de ces fractures après le traitement, il semble qu'il y ait peu de déformation et en tous cas il n'y a pas de troubles des mouvements dûs à une déformation importante. Cependant si on examine la radiographie, il peut y avoir un cal d'apparence difforme avec chevauchement ou juxtaposition latérale. Il est bon d'être prévenu de cette possibilité. Ce sont de ces cas où les gens mal au courant des aspects des radiographies accusent le cal de toutes les misères qui peuvent coïncider. En réalité ce chevauchement n'a aucune importance, les membres fonctionnent bien et si la radiographie n'avait pas montré ces détails, personne ne les aurait soupçonnés.

VII. — **Fracture du coude.**

Au point de vue de la pathologie, la fracture du coude ne constitue guère une entité morbide. Au point de vue de la thérapeutique, les fractures du coude sont inséparables les unes des autres. Les variétés des fractures des épiphyses qui constituent le coude sont très nombreuses. Les notions précises apportées par la radiographie permettent de multiplier ces variétés. Les plus nombreuses portent sur l'épiphyse humérale et affectent soit la totalité de cette épiphyse, soit une partie (les fractures de l'épitrochlée, de la trochlée, de l'épicondyle et du condyle). Les fractures intéressant le coude peuvent être limitées à l'olécrâne et porter sur le cubitus et même sur la tête du radius.

Les fractures épiphysaires peuvent encore se compliquer de luxations.

Or, quelle que soit la variété de fracture du coude que nous ayons à traiter, il y a des caractères communs tels, que certaines nécessités de traitement sont capitales.

On peut dire que, si on met à part les grands délabrements du coude, les fractures du coude, fractures de l'épiphyse humérale partielle ou fractures de l'olécrâne et fractures de l'extrémité supérieure du cubitus ou du radius demandent indifféremment en quelque sorte le massage.

Toutes ces fractures ont pour caractère commun d'être douloureuses, souvent excessivement douloureuses. Elles s'accompagnent généralement d'un gonflement intense.

Il n'est pas rare qu'un épanchement sanguin soit fort étendu ; et les ecchymoses secondaires considérables sont communes.

Cependant, quelle que soit la portion épiphysaire qui est détachée, les déplacements sont surtout caractérisés par un écart des fragments.

Pour l'épiphyse humérale, l'épicondyle et l'épitrochlée subissent un déplacement latéral qui élargit l'articulation.

L'écart fragmentaire est bien plus considérable

pour l'épiphyse cubitale. L'olécrâne est entraîné en haut, quelquefois à une hauteur extraordinaire. Il semble, en certains cas, qu'il remonte dans le bras.

Les fractures du coude ont, pourrait-on dire, une position particulière en ce qui concerne les résultats de l'immobilisation.

L'immobilisation ne peut, par elle-même, apporter aucune condition favorable à la réparation. Elle ne peut déterminer le rapprochement des fragments qui s'éloignent, entraînés par des faisceaux musculaires contracturés. Pour certaines, comme pour l'olécrâne entraîné en haut, aucune force ne peut ramener en place le fragment écarté.

En outre, les cas dans lesquels la déformation fragmentaire est par elle-même la cause d'un trouble profond dans la fonction articulaire sont très exceptionnels. Il suffit, pour s'en assurer, de suivre avec quelqu'attention les sujets chez lesquels on a pratiqué de bonne heure massage et mobilisation et chez lesquels, malgré l'apparence d'une déformation importante, les mouvements articulaires sont tout à fait satisfaisants.

Même en étudiant avec soin les cas les plus variés, on se demande comment il a été possible qu'on en vint à la conception du traitement par l'immobilisation des fractures du coude.

Il est bien certain que l'on observe en certains cas des déformations redoutables, des inclinaisons de fragments, des renversements qui amènent la formation de cals vicieux, s'opposant à l'extension et surtout à la flexion. Mais on a observé ces cas *surtout après immobilisation,* précisément après que l'immobilisation a fixé dans une position vicieuse les fragments épiphysaires déplacés par les groupes de muscles contracturés.

Ces fractures sont remarquables par les douleurs violentes qu'elles engendrent; et ces douleurs, même quand elles ne sont pas le propre des contractures musculaires, sont le point de départ de contractures. Il faut bien admettre que lors de ces fractures très douloureuses, il y a des contractures qui ne peuvent que déplacer les fragments et l'immobilisation ne suffit ni à calmer ces contractures, ni à en détruire l'effet.

Aussi, tout en acceptant que certaines des plus rares fractures du coude peuvent déterminer des déplacements si considérables qu'il faut de toute nécessité les corriger et les maintenir corrigés, j'estime que dans l'immense majorité des cas la correction mécanique des déplacements des fragments du coude est inutile parce que ces déplacements fragmentaires sont corrigés juste au moment où le massage et la mobilisation font disparaître douleur et contracture accompagnant la plupart des variétés des fracture du coude.

Les grands déplacements des fragments du coud sont rares, et heureusement on les observe le plu souvent chez l'enfant. Ce sont ceux qui accompagnen certaines fractures comprenant la totalité de l'épi physe, vraisemblablement fractures constituant de arrachements épiphysaires, et dans lesquels le frag ment épiphysaire est si bien entraîné en arrière qu l'on diagnostique souvent, luxation du coude.

D'après certains auteurs, la luxation du coude n serait pas très rare chez l'enfant ; c'est contraire à l réalité. Elle est possible ; je l'ai observée. Mais ell est d'une grande rareté et bon nombre des cas qu j'ai vu étiqueter *luxation du coude* n'étaient que ce fractures avec grand déplacement postérieur.

La réduction de ces fractures, faite peu après l traumatisme, est très facile ; mais le maintien en es assez difficile, surtout en tenant compte de l'indoci lité habituelle des petits sujets. Aussi y a-t-il néces sité de fixer le membre dans un appareil inamovible

Bien que l'enfant ne s'ankylose pas aussi vite qu l'adulte, je crois qu'on a eu grand tort de prolonge cette immobilisation. Je ne vois que des avantage pour un sujet qui peut être bien surveillé, à ne pa prolonger le séjour de l'appareil inamovible, sans mobilisation, plus d'*une huitaine de jours*. Au bout de ce laps de temps, on trouvera les fragments assez bien tenus et coaptés pour commencer la mobilisation.

Chez de jeunes sujets très indociles, on peut attendre la quinzaine. Mais il y a de grands inconvénients à dépasser les quinze jours. A l'époque où j'étais encore imbu des habitudes classiques, où l'on considérait déjà comme une grande imprudence d'enlever un appareil après trois semaines, j'ai vu ces trois semaines suffire à déterminer chez un enfant de huit ans un enraidissement que j'ai mis plusieurs mois à faire disparaître.

En dehors de cette forme de fracture, les fractures du coude chez l'enfant ne comportent par elles-mêmes aucun déplacement permanent, et si on mobilise le coude de bonne heure, on voit disparaître sensibilité, douleur, contractures et la réparation se fait sans ces obstacles à la flexion et à l'extension que l'on observe si communément sur les sujets qui ont subi pour ces lésions une immobilisation plus ou moins prolongée.

Chez l'enfant le massage ne doit pas affecter d'autre forme que celles de frictions superficielles, presque des caresses, avec une mobilisation de peu de champ. Cela suffit. Un massage profond amènerait une formation exubérante du cal et donnerait précisément ce résultat qu'il faut redouter : les obstacles aux mouvements articulaires.

Chez l'adulte, la conduite devra être toute différente de ce qu'elle est pour l'enfant. Ordinairement les fractures du coude sont le résultat de traumatismes violents. La douleur et le gonflement sont souvent tels que le diagnostic de la lésion est difficile à faire et le blessé très dolent est difficile à aborder.

Fracture ou luxation ou fracture et luxation ? Tel est le problème qui se pose souvent. Aussi les fractures du coude sont de celles où la nécessité de l'anesthésie immédiate au chloroforme est souvent à considérer. Cette anesthésie est d'autant plus recommandable que seule elle donne la solution immédiate de problèmes difficiles. Chez l'adulte, la luxation du coude sans fracture est beaucoup plus commune que chez l'enfant, et souvent avec un peu d'obésité du sujet, le gonflement et la douleur mettent des obstacles absolus à une bonne palpation de la région.

Si cette anesthésie préalable est faite, il ne faut jamais manquer de la compléter avec une séance de massage qui mettra muscles et ligaments en meilleure condition de réparation.

Mais bien que nous n'hésitions guère devant cette

anesthésie préalable, il ne faut pas considérer que le praticien en aura toujours la ressource, bien loin de là. Aussi faut-il conseiller la marche à suivre sans le secours de l'anesthésie.

Le blessé semble d'un abord très difficile, car il va se défendre contre tout contact et le gonflement est tel que la détermination des lésions ne peut être faite à l'avance.

Ordinairement, il prend de lui-même la position de demi-flexion et de demi-pronation qui est la meilleure pour lui et qui restera la meilleure au cours du traitement.

La douleur siège dans l'articulation, mais elle siège aussi tout autour et s'étend très loin. Avec les fractures du coude, la main peut être enflée et douloureuse. Mais aussi les douleurs irradient dans l'épaule et tout le membre est souvent dans un état extraordinaire d'hyperesthésie. Cet état effraye beaucoup ceux qui ne sont pas accoutumés à observer les heureux effets du massage et il semble que rien, sauf la suppression absolue de tout mouvement, ne pourra calmer cette douleur.

Et cependant c'est bien là le cas où le massage doit non seulement être précoce, mais doit précéder en quelque sorte le diagnostic. Ce coude gonflé et douloureux sera abordé progressivement avec une extrême douceur, d'abord massage loin du coude à la main, puis les frictions douces remontant vers le coude.

Autour du coude, la main du masseur passera délicatement, puis elle marchera en quelque sorte jusque vers l'épaule.

Ce massage explorateur doit être fait sur le membre bien appuyé, de façon à ne pas ébranler d'abord l'articulation gonflée. Puis après plusieurs minutes de massage, souvent un quart d'heure, le sujet est surpris du bien-être qu'il ressent. Il ne souffre plus lorsqu'on tente de légers mouvements du coude. Quelquefois on le voit lui-même chercher à remuer ses doigts, que tout d'abord il maintenait dans une immobilité rigoureuse.

C'est le moment où la main du masseur qui s'est rapprochée du coude peut tenter une exploration de l'articulation. Alors il est quelquefois trés facile de constater une déformation que l'on n'avait pas observée tout d'abord, de se rendre compte d'un déplacement. En un mot, on peut reconnaître nettement ce qu'il y aura à faire dans la suite.

J'ai pu ainsi, après massage, reconnaître la nécessité de réduction de luxation.

J'ai pu aussi, après ce premier massage, me rendre compte de ce fait que, malgré le gonflement, il 'existe pas de difformité qui entraîne une intervention.

Quelquefois de légers mouvements de flexion sont ossibles et on peut mettre le coude en bonne position pour quelqu'appareil simple qui permettra une ontention suffisante, c'est-à-dire la garantie contre es ébranlements nuisibles et douloureux.

L'appareil du premier jour doit être très simple ; n appareil fort commode est la gouttière coudée de il de fer, un peu large, bien garnie de ouate en plaant l'avant-bras en demi pronation.

Une gouttière formée d'un coussin déprimé en son nilieu peut être fabriquée extemporanément.

Avec un sujet très docile, le membre peut être simlement déposé sur un coussin un peu élevé, sur equel le membre est fixé avec une forte compresse u une serviette épinglées ; toujours en demi proation.

On doit toujours se souvenir que, quel que soit 'appareil, le coude doit être relativement élevé. C'est ans cette situation qu'il a le moins de tendance à e tuméfier. C'est dans cette position que la douleur iminue le plus rapidement.

La compression, la constriction énergique ne serent de rien. La position suffit à favoriser la détente u membre.

Du reste, la position, un peu difficile à mainten pendant les trois ou quatre premiers jours, n'a bientô plus aucune importance. Il n'y a plus de douleur, plus de tension, plus de contracture. Dans l'immens majorité des cas l'appareil est réduit à une écharp qui soutient le membre et doit être disposée de faço à l'écarter un peu du tronc dans la situation debou Pendant le séjour au lit, le placement sur un coussi un peu épais est la meilleure disposition. Aucun autr appareil ne sera nécessaire jusqu'au jour où la gu rison sera obtenue.

Le massage sera augmenté progressivement. Le pressions deviendront plus profondes et se rappro cheront du foyer de fracture.

Quant à la mobilisation, elle sera faite elle auss progressivement. Mais il faut se rappeler qu'il es inutile de faire de grands mouvements. On les fer de très petite amplitude jusqu'au jour de la conso lidation où on les augmentera sans peine s'ils ont ét faits de bonne heure.

Ils sont du reste subordonnés à la forme et à l localisation de la fracture. Pour les fractures d l'épiphyse humérale, on peut promptement faire de mouvements de flexion et d'extension assez étendus En revanche, il faut être modéré pour les mouve ments de pronation et de supination.

Pour l'épiphyse cubitale, fractures de l'olécrâne et fractures au-dessous de l'olécrâne, il faut être, au début, très modéré pour les mouvements de flexion et il ne faut permettre aucun mouvement actif. On peut au contraire faire aisément les mouvements de pronation et de supination.

Il sera facile du reste de constater pour tous les essais de mobilisation que, aussitôt que les douleurs de la fracture sont tombées, les mouvements passifs ne déterminent jamais aucun déplacement fâcheux tendant à l'écartement des fragments. L'art consistera donc pour ces cas à provoquer avec soin des mouvements passifs et à ne permettre les mouvements actifs que lorsque la consolidation est assez avancée pour qu'ils ne risquent de provoquer aucun déplacement.

Quand on manœuvre les coudes brisés, on est surpris du peu de tendance au déplacement. Les fractures de la trochlée et du condyle laissent quelquefois un écart, qui n'a pas grand inconvénient du reste pour les fonctions articulaires et qui ne causerait d'accidents que pour le cas où on aurait immobilisé pendant quelque temps.

Si la fracture porte au-dessus de l'épiphyse humérale, assez haut pour qu'un déplacement soit à craindre, on peut faire un très bon appareil avec deux attelles coudées que l'on fixe à l'aide de bandes, l'une en avant de la saignée, l'autre en arrière du coude et que l'on remet en place après chaque massage.

Il faut, en ces cas surtout, être fort attentif en mobilisant de ne guère mobiliser qu'en fléchissant le membre et de ne provoquer d'extension que lorsqu'on sera assuré que la consolidation du coude est assez avancée pour que l'on n'augmente pas la déformation qui aurait tendance à se produire dans l'extension et ne se produira pas en flexion.

Cela est d'autant plus important que pour la conservation des mouvements on n'aura que de médiocres difficultés pour retrouver l'extension, tandis que la flexion, qui est le mouvement vraiment capital pour tous les usages du membre, est toujours plus difficile à retrouver complètement.

Il est bien remarquable qu'on puisse appliquer ces préceptes à des variétés de fractures très différentes. Tout naturellement suivant l'importance et l'étendue du traumatisme osseux, la durée du traitement sera plus ou moins longue. Il est difficile de dire pour tous les traumatismes à quelle époque la guérison sera complète.

En règle générale, avec l'immobilisation, le retour aux fonctions était extrêmement long et, à partir d'un certain âge, plus que problématique. Ce n'étaient guère que les très jeunes sujets qui dans l'avenir revenaient à des mouvements complets.

A l'heure actuelle, avec la *mobilisation précoce*, non seulement le sujet ne passe pas par les affres des douleurs d'autrefois, mais, même âgé, il peut revenir à des mouvements très complets.

Il faut noter que pour cette fracture comme pour toutes les fractures articulaires, le traitement secondaire est d'une importance capitale. Seulement il trouve le sujet dans un état tout à fait différent de celui dans lequel on trouve le patient après l'appareil d'immobilisation.

Dans ce dernier cas, aucun mouvement de flexion ni d'extension au sortir de l'appareil et des atrophies musculaires. Il faudra donc un travail considérable pour amener le sujet à des mouvements utiles.

Dans notre cas, après un traitement de quatre à six semaines, suivant la gravité du cas, le sujet a des mouvements de flexion et d'extension à demi, *non douloureux*. Dans ce cas, il devra user de son membre pour les fonctions et ajouter une série d'exercice gymnastique toujours sans douleur. Il ne faut pas que, sous prétexte que ses mouvements sont incomplets, *on force ces mouvements*. Mais il ne faut pas non plus que sous prétexte d'imperfection de ses mouvements il renonce à les utiliser, car c'est cette utilisation même qui doit le mener à recouvrer sans douleur et sans peine la totalité de ses mouvements normaux.

. . . . .

Position de massage et de mobilisation. — Il est difficile de déterminer exactement à l'avance la position nécessaire, parce qu'elle peut dépendre des variétés des fractures du coude, de la tendance à la mobilité des fragments et de la sensibilité du sujet.

En règle générale, le coude couché par le côté interne sur un coussin un peu résistant est facile à aborder sans mouvements intempestifs. C'est ordinairement dans cette position qu'on commence.

Mais, aussitôt que le coude est anesthésié, il peut être très avantageux de le faire tenir par un aide pour pouvoir tourner tout autour avec la main qui masse, puis le mobiliser en flexion.

Si on n'a pas d'aide, on peut appuyer l'avant-bras sur le coussin de façon à tourner autour du coude.

Bien que les positions doivent varier avec la nature de la lésion épiphysaire, il faut se rappeler que très rapidement les fragments sont assez bien fixés pour que ces mouvements tournants autour du coude n'aient pas l'inconvénient de provoquer des déplacements fragmentaires.

. . . .

VIII. — **Fracture de l'olécrâne**

On continue à préconiser contre la fracture de l'olécrâne les traitements les plus divers et souvent les plus pernicieux.

On *immobilise.*

On *immobilise dans l'extension.*

On *préconise la suture,* en comparant la fracture de l'olécrâne à la fracture de la rotule.

Ces traitements de la fracture de l'olécrâne sont si mal conçus qu'il arrive souvent que l'absence de tout traitement donne de meilleurs résultats que les appareils les mieux combinés.

J'en ai cité de beaux exemples et il serait facile d'en donner bien d'autres tout aussi probants.

L'extension n'a aucun avantage sur la flexion. On la conseille en vertu de cette supposition que le relâchement des muscles permet le rapprochement des fragments. Mais, en réalité, elle est incapable de remédier à un déplacement qui a pour origine non la forme et la situation des fragments, mais la contracture du triceps, à laquelle l'extension n'apporte aucun remède. En revanche, elle impose une situation pénible tout à fait défavorable au fonctionnement ultérieur du membre, et, pour le présent, plutôt de nature à irriter les muscles et à les maintenir en contracture.

L'immobilisation du coude est l'une des pires immobilisations articulaires que l'on puisse concevoir pour la fonction ultérieure du membre, et ses méfaits sont aussi redoutables après les fractures de l'olécrâne que pour tous les autres traumatismes du coude.

Enfin la suture ne trouve pas du tout, pour l'olécrâne, les conditions et les indications de la fracture de la rotule. La vitalité des fragments de l'olécrâne est infiniment plus grande que celle des fragments de la rotule. Il n'y a pas d'interposition de masses ligamenteuses entre les fragments et, aussitôt disparue, la contracture musculaire qui cause l'écartement des fragments, la juxtaposition de ces fragments se fait spontanément. La réunion osseuse est la règle pour toute fracture de l'olécrâne régulièrement soignée. Je n'ai jamais eu l'occasion de voir chez mes blessés régulièrement soignés, une fracture de l'olécrâne qui demandât la suture, tandis que j'ai trouvé cette nécessité de suture pour des cas pour lesquels l'immobilisation avait été faite par d'autres chirurgiens.

Quel est donc le traitement le plus satisfaisant de la fracture de l'olécrâne ?

Massage et mobilisation, avec repos du coude en flexion, en doivent être les éléments.

A l'époque la plus rapprochée possible de l'accident le massage très doux sera pratiqué.

Le massage doit commencer à deux travers de doigt au-dessus de l'olécrâne brisé, être fait sur tout le bras et comprendre jusqu'à l'épaule. Au-dessous de l'olécrâne, il sera fait sur tout l'avant-bras, en ayant soin de ne pas appuyer sur la ligne saillante du cubitus.

Après vingt minutes de massage très doux fait sur le membre resté dans la flexion, de très petits mouvements articulaires seront provoqués.

Il est parfaitement inutile d'exagérer ces mouvements de mobilisation. La course de ces mouvements doit paraître tout à fait insignifiante à ceux qui sont mal au courant de la mobilisation. Cependant ils sont de la plus grande utilité, tout en étant fort peu étendus.

Il ne faut pas qu'ils soient douloureux. Si quelque douleur était ressentie, on ne doit point faire exécuter ces mouvements au début du traitement mais les remettre au lendemain.

Le bras, en flexion à angle droit, doit être placé dans une écharpe, le coude étant bien protégé contre tout heurt.

Le massage doit être fait par des pressions superficielles d'abord, plus profondes ensuite à mesure que la douleur a disparu. Toutefois, il doit éviter toute action directe sur le foyer de la fracture.

Quelle que soit l'anesthésie obtenue par le massage, il ne faut jamais en profiter pour exécuter des manœuvres violentes ni permettre des mouvements exagérés.

Exemple :

En ce qui concerne les *mouvements passifs ou provoqués.*

Il faut bien se garder, en faisant les mouvements passifs, de provoquer les mouvements de 35 à 40°, soit vers l'extension, soit vers la flexion. Il est tout à fait inutile d'arriver à une extension ni à une flexion complètes.

De même pour les mouvements de pronation et de supination, il est inutile de faire parcourir à la main, dans les deux sens, plus du quart du chemin qu'elle peut normalement parcourir.

Un coude ainsi mobilisé *au demi de ses mouvements normaux* retrouvera après la guérison l'amplitude parfaite de ses mouvements,

Si, par contre, on a mobilisé le coude à l'extrême, c'est-à-dire jusqu'à l'extension, la flexion, la supination et la pronation complètes, on provoque des douleurs inutiles, on prolonge le traitement, et, après ce traitement prolongé, des raideurs et des douleurs du coude témoignent de la mauvaise direction du traitement.

En ce qui concerne les *mouvements actifs ou spontanés,* il faut les diriger avec prudence.

C'est ainsi que le coude, gardant sa position de traitement fléchi à angle droit, des mouvements de flexion peuvent être faits par le patient.

Il n'en est plus de même des mouvements actifs d'extension. Il n'est pas sage de les permettre avant une quinzaine de jours, même avant la troisième semaine accomplie.

En effet, ces mouvements actifs d'extension ont le double inconvénient :

De contribuer à écarter les fragments ;

2° D'irriter le foyer de la fracture et d'exposer au retour des contractures que la mobilisation et le massage avaient fait disparaître.

On conçoit aisément combien il faut mettre de prudence pour tirer de ces manœuvres tout l'effet utile, sans s'exposer aux inconvénients. Lorsqu'au bout d'un mois la liberté sera rendue au sujet, ce seront encore les mouvements d'extension dont il faut être ménager.

Ce serait chose difficile si on n'avait pas la *douleur*

pour *criterium*. Il ne faut jamais déterminer de douleur. Il faut s'abstenir de toutes les manœuvres qui paraissent préparer la douleur.

Il faut aussi remarquer que les phénomènes de réparation sont ici plus faciles à suivre que pour toute autre fracture.

En effet, le gonflement et l'œdème de la région, des épanchements sanguins fondent sous les yeux. Le retour du gonflement serait un signe qui montrerait que le traitement n'est pas heureux.

Mais surtout la contracture et la douleur guident merveilleusement. Dans beaucoup d'autres fractures on doit attendre un changement de position, une réductibilité difficile à constater pour se rendre compte du succès des manœuvres. C'est le cas de la fracture de clavicule où l'on voit une fracture impossible à maintenir tant qu'elle n'a pas subi l'action du massage. Elle devient facile à maintenir et c'est ainsi seulement que l'on se rend bien compte du succès du massage.

Ici, la douleur tombe, mais en même temps la contracture disparaît en quelque sorte dans la main.

Vous aviez un écart de trois travers de doigt entre les fragments, le fragment olécrânien paraissait remonté dans le bras. Vous le sentez faire retour dans sa place et vous constatez qu'il n'a plus aucune tendance à remonter.

Le plus souvent, entre la deuxième et la troisième semaine, il est si bien fixé en sa place, si bien coapté au fragment cubital, que vous pouvez estimer que le coude est solide. A partir de ce moment, vous autorisez les mouvements.

Toutefois, il faut mettre quelque prudence dans l'exercice de ces fonctions du coude.

Je ne crois pourtant pas que, sauf les grands efforts et les chutes sur le membre, il y ait de bien grandes chances, ni de refractures, ni d'allongement de cal fibreux, que je n'ai jamais vus.

Pourtant j'ai observé les cas les plus graves, tel celui d'une dame de plus de 40 ans qui s'était fait une fracture de l'olécrâne et une luxation du coude gauche. J'ai réduit sous chloroforme la luxation du coude, et je n'ai jamais en un autre cas vu un pareil écart des fragments. Je n'ai pourtant rien vu de plus parfait comme solidité du membre et souplesse articulaire après guérison au bout de quatre semaines.

Je cite encore cet autre cas compliqué de fracture de l'épitrochlée. Après guérison, les lésions sont à peine visibles sur la radiographie et les fonctions du membre sont parfaites.

Je pourrais multiplier ces observations à l'infini

sans pouvoir pourtant fournir beaucoup de radiographies. Le traitement est devenu ainsi tellement simple que, la plupart du temps, les blessés n'entraient pas à l'hôpital et, quand ils y entraient, dès le troisième ou quatrième jour, ne souffrant plus, ils sortaient le bras maintenu par une simple écharpe.

En effet, tout l'appareil consiste : le premier jour, position de l'avant-bras en flexion à l'angle droit déposé sur un coussin. Après deux jours de massage et mobilisation, l'avant-bras est maintenu par une simple écharpe dont il est tiré pour le massage et le malade se promène autant qu'il veut.

La séance de massage est mieux faite, le malade étant couché le bras appuyé sur un coussin.

Les bains et les topiques humides doivent être proscrits. Pour le massage, je préfère l'huile à la vaseline ou à la poudre de talc qu'emploient beaucoup de masseurs.

En procédant ainsi avec une sage progression, avec des séances de 15 à 25 minutes, j'ai toujours eu des résultats si parfaits que je considère aujourd'hui la fracture de l'olécrâne comme de peu de gravité.

En présentant ces réflexions à la Société de chirurgie, j'ai rejeté d'une façon absolue la concession que me faisaient certains de mes collègues me disant qu'ils réservaient la suture pour les cas de grand écartement. En effet, les cas du plus grand écartement m'ont donné des résultats tout aussi satisfaisants que ceux de médiocre écartement. Il n'y a donc *aucune bonne raison* de les réserver.

En outre, la suture que j'ai faite dans des cas dans lesquels l'immobilisation avait mis le sujet en mauvaise condition est toujours un processus de réparation inférieur, même en rapidité, à celui de la réunion spontanée, de fragments bien vivants et bien juxtaposés.

La fracture de l'olécrâne, à cet égard, diffère en tous points de la fracture de rotule pour laquelle les fragments sont tenus séparés par une interposition de tissus fibreux, et ont une vitalité si médiocre que les fils d'argent qui les joignent instantanément et les ajustent sont un grand bienfait. Ce bienfait n'est pas indispensable pour une fracture dont la réparation spontanée est plus rapide quelles que soient d'abord les apparences d'écartement.

Position de massage. — Comme pour les autres fractures du coude, la position en demi flexion, le côté interne appuyé sur un coussin, est la position de choix. Mais très vite on pourra prendre le coude en flexion devant soi.

Il est très important, au cours des manœuvres, de

ne pas mettre le bras en extension, la condition qui donne le plus grand écartement, tant que le fragment est mobile, parce qu'en cette position le sujet a trop de tendance à contracter ses muscles extenseurs.

IX. — **Fracture de l'humérus à sa partie moyenne.**

Il ne semble pas que l'on ait beaucoup à s'occuper du massage ou de la mobilisation pour les fractures de la partie moyenne de l'humérus, pour laquelle les fragments subissent toujours plus de mouvements intempestifs qu'il n'est utile et pour lesquelles le problème à résoudre est d'immobiliser suffisamment ces fragments pour qu'ils ne s'éloignent pas l'un de l'autre et ne se mettent pas en fâcheuse position.

Cependant, il y a un certain nombre de cas dans lesquels il n'y a qu'une tendance médiocre au chevauchement, dans lesquels on trouve une position qui favorise la juxtaposition des fragments ; et, dès lors, les sujets peuvent bénéficier du massage et de la mobilisation. Aussi, quoique bien souvent j'ai employé les appareils inamovibles pour ces fractures, j'ai eu aussi de bonnes occasions d'utiliser le massage.

En ces cas favorables, en massant depuis les doigts jusqu'à l'épaule, en évitant avec soin le foyer de la fracture, j'ai vu des sujets chez lesquels toute douleur disparaissait rapidement. En même temps, on voit disparaître le chevauchement. On a bientôt la surprise de constater que si on met le bras en abduction, et ordinairement si on élève le coude, toute tendance au chevauchement disparaît. J'ai vu des cas où il suffisait de placer ainsi le bras sur un oreiller pour que le chevauchement parut insignifiant.

Aussi à plusieurs reprises, des élèves attentifs ayant reconnu cette facilité, au lieu de mettre un appareil inamovible, ont placé le sujet dans un appareil très simple avec deux attelles latérales, puis ont massé régulièrement le sujet. Pour assurer la souplesse de l'épaule et du coude, on les mobilisera après le massage. La manière la plus simple de procéder est ici de ne faire cette mobilisation que le foyer de fracture étant solidement tenu dans une main. C'est le meilleur procédé pour empêcher des déplacements secondaires.

Dans les cas où cette méthode a pu être appliquée, la consolidation du membre a été très rapide. Je l'ai vue si rapide en deux cas que si on n'y avait mis quelque mesure, le sujet se serait servi de son membre au bout d'une quinzaine. Je m'y suis opposé estimant, là comme en beaucoup d'autres cas, que la jeunesse du cal a des inconvénients, mais estimant aussi que dans ce cas particulier elle en aurait plus encore, puisque ce cal doit supporter un effort relativement considérable.

Aussi, non seulement je conseille en ces cas une mobilisation très prudente au début, de très peu de champ. Mais, pour la suite du traitement, je conseille beaucoup de prudence avant d'arriver à une mobilisation complète aux grands mouvements et aux grands efforts. Ces exagérations de mouvements et d'efforts sont du reste absolument inutiles en pareil cas, car je n'ai jamais vu persister de gène réelle du mouvement de l'épaule et du coude après un traitement rationnel de la fracture de l'humérus à la partie moyenne.

Dans les cas où l'application immédiate de notre méthode est impossible, et ce sont les plus fréquents, on cherchera à mobiliser le membre aussitôt la première quinzaine écoulée.

A plusieurs reprises nous avons fait mieux. Avant de mettre le sujet dans un appareil inamovible en plâtre, nous l'avons massé avec soin. Nous avons toujours vu en parail cas la douleur très atténuée et les contractures diminuées. Aussi si nous nous trouvions à nouveau en présence de ces cas particuliers que nous avons rencontrés à plusieurs reprises où une musculature énorme se complique d'une nervosité extrême, avec des contractures intenses, nous n'hésiterions pas non seulement à masser le sujet avant de le mettre en un appareil exact, mais nous procéderions comme pour la jambe, nous masserions plusieurs jours de suite avant de mettre un appareil inamovible.

Position de massage. — Le massage en ce cas, ne peut guère être fait que sur un sujet couché, le bras et le coude portant sur un coussin solide. Ici, le massage doit être modéré, bien éviter le foyer de fracture. La mobilisation n'est pas nécessaire aussi vite que pour une fracture articulaire. Elle doit porter sur le coude aussi bien que sur l'épaule. Ce n'est guère que le quinzième jour qu'elle peut être provoquée tout à fait en bonnes conditions.

X. — **Fracture de l'extrémité supérieure de l'humérus.**

Les fractures de l'extrémité supérieure de l'humérus sont de celles pour lesquelles les idées préconçues au nom de la physique ont le plus nui à une bonne thérapeutique.

Il faut réformer l'histoire de cette fracture pour en entreprendre le traitement.

Poursuivant ce rêve de la réparation exacte de l forme de l'os au niveau du foyer de fracture, on attaché une importance considérable aux détails d l'anatomie pathologique de ces fractures. Les variété en ont été multipliées.

En examinant un humérus, on voit qu'à l'extré mité supérieure les fractures peuvent occuper :

Le col anatomique ;

Les tubérosités ;

Le col chirurgical.

Les auteurs du siècle dernier, soucieux de compa rer l'humérus et le fémur, ont attaché une impor tance considérable au fait des fractures intra ou extra capsulaires de l'humérus. On croyait à une grand importance de l'action de la synovie sur les fragments.

Cependant la gravité des fractures n'a guère à voi avec cette condition.

Les fractures élevées de l'humérus donnent pe d'accidents. A mesure que la fracture s'abaisse sur l col de l'humérus, les chances de mauvaises suite sont plus grandes.

Certains auteurs comme Kocher, de Berne, dont l travail est un des plus récents, se sont attachés à multiplier les variétés et sous-variétés de fractures.

Depuis ce moment, la radiographie apporte un note nouvelle dans l'étude de cette fracture et permet des déterminations précises qui vont remplacer les suppositions faites jusque-là fondées sur un certain nombre de constatations directes, sur des expériences et sur des théories physiques peu justifiées.

La radiographie affirme d'abord la fréquence des cas et montre la fracture dans des cas où on ne supposait pas qu'elle existait.

Ce ne sont pas des faits rares que ceux où on a dit : *contusion grave* de l'épaule, parce qu'il a été impossible de constater les phénomènes caractéristiques d'une fracture, c'est-à-dire crépitation et perte absolue des fonctions du membre ; et cependant la radiographie en montre la réalité.

La radiographie permet de constater, en faisant étudier tous les détails des traits de fractures, combien ces traits de fractures sont variés et comme il est difficile d'en faire une classification en espèces distinctes.

Elle montre enfin, chez les sujets consolidés, que, malgré des lésions osseuses et des déformations considérables, les fonctions du membre peuvent redevenir parfaitement satisfaisantes.

Cet exposé suffit pour indiquer qu'il y a à propos de la fracture de l'extrémité supérieure de l'humérus des faits fondamentaux qu'il faut mettre en relief au point de vue du choix du traitement.

Nous constaterons d'abord ce premier fait que la division des variétés de fractures est fort artificielle.

Quelques cas très rares caractérisent des fractures uniquement intra-capsulaires. Le plus souvent, la fracture intra-capsulaire en un point, est extra-capsulaire en un autre.

On peut grouper les fractures comme l'a fait Kocher, de Berne, en fractures sus-tuberculaires, pertuberculaires et infra-tuberculaires, sans que l'on puisse accuser des caractères différenciant absolument celles qui sont au-dessus, au-dessous ou au travers des tubérosités de l'humérus

Les cas extrêmes seuls sont réellement différenciables.

On peut seulement dire que suivant la hauteur à laquelle se fait la fracture, la tendance au déplacement est plus ou moins marquée.

Elle est moins marquée pour les fractures les plus élevées et plus pour les moins élevées.

Pour les plus élevées un fait est très important : la fréquence de la pénétration et de l'engrènement des fragments.

En pratique il faut noter encore avec soin les faits suivants :

En ce qui concerne les variétés de ces fractures :

Les fractures purement intra-capsulaires et rigoureusement limitées au col anatomique sont rares.

Ce sont celles dans lesquelles on a observé le fragment détaché comme un corps étranger articulaire, fait tout à fait exceptionnel.

Les fractures de l'extrémité supérieure de l'humérus dans la masse de l'épiphyse sont les plus communes. Elles s'observent sans grande déformation osseuse ou avec une pénétration considérable des fragments.

Si la fracture siège immédiatement au-dessous des tubérosités, la déformation, avec ou sans engrènement complet des fragments, peut être plus marquée.

Si la fracture s'abaisse jusqu'au col chirurgical de l'humérus et au-dessous, le déplacement peut être beaucoup plus considérable.

Un fait capital en matière de fracture de l'extrémité supérieure de l'humérus est le suivant, sur lequel on ne saurait trop insister.

Malgré les déformations importantes bien constatées aujourd'hui par la radiographie, la restitution parfaite des fonctions du membre se peut faire et se fait assez régulièrement.

C'est une notion qu'il faudrait bien faire établir à l'heure actuelle, où les opérateurs s'appuient sur les apparences de déformation pour affirmer la nécessité d'interventions sanglantes pour les fractures fermées.

Les auteurs ont tous insisté sur les déformations considérables de la fracture de l'extrémité supérieure de l'humérus, pour justifier leurs appareils ou leurs opérations. Ils admettent *a priori* que ces déformations sont trop importantes pour permettre de bonnes fonctions.

Pourtant, si vous examinez les radiographies de sujets qui ont été traités uniquement, sans appareil, par le massage et la mobilisation, vous serez surpris des résultats obtenus malgré ces déformations.

Les deux principales se rapportent aux faits suivants :

Une déformation due à la rotation du membre. Cette déformation est peu marquée. Elle paraît avoir peu de conséquences. Elle est surtout en relation avec une pénétration, un engrènement des fragments.

La déformation la plus importante est certainement celle que l'on rencontre dans les cas de fracture un peu basse, dite du col chirurgical, la plus éloignée de l'articulation.

Au point de vue pratique, pour ces fractures, il y a deux réflexions à faire :

Si la déformation est peu considérable, la réduction de la fracture a fort peu d'intérêt.

Si la déformation est considérable, elle peut s'accompagner d'un engrènement très marqué des fragments. En pareil cas la réduction ne présente non plus aucun intérêt. Il n'y a aucun de ces engrènements, qui constitue un obstacle aux fonctions ultérieures du membre. Détruire cet engrènement, c'est détruire une partie de la besogne accomplie par la nature pour la réparation du membre.

Dans les cas les plus rares de grande déformation avec mobilité fragmentaire, la réduction peut intervenir. Elle est rendue souvent difficile par la douleur que le chloroforme peut surmonter facilement.

C'est à peu près la seule fracture de l'extrémité supérieure de l'humérus qui soit susceptible d'appeler une intervention du chirurgien. Mais s'il y a déplacement classique, inclinaison du fragment inférieur en dedans et entraînement du fragment supérieur en dehors et en avant, la mobilité peut engager à une intervention, c'est-à-dire à une réduction des fragments, qui est plus facile qu'on ne le dit en général si elle est faite de bonne heure et qui se maintiendra si on s'attache méthodiquement à faire disparaître la contracture plutôt qu'à exercer pressions ou tractions violentes.

La fracture compliquée de luxation de l'humérus est une lésion assez rare qui comporte un traitement et des considérations tout à fait spéciales. La radiographie est, pour ces cas, tout à fait précieuse et certains cas douteux n'auront guère leur solution qu'avec son secours.

Jusqu'à la radiographie, le chloroforme pouvait seul donner les renseignements utiles en ces cas.

Enfin chez l'enfant, la fracture, due vraisemblablement à un arrachement épiphysaire, donne souvent l'illusion d'une luxation et sa gravité est le plus souvent fonction du traitement que l'on fait subir à l'enfant.

On pourrait créer pour cette fracture toutes les variétés imaginables en plus de celles-ci, car le propre de la fracture de l'extrémité supérieure de l'humérus est un polymorphisme extraordinaire. On observe encore même, outre des lésions complètes de la continuité, des lésions partielles, soit l'arrachement des tubérosités plus ou moins complet, véritables fractures constituant des lésions avec tous les symtômes des fractures : impotence, crépitation, tuméfaction et, consécutivement, défaut de fonctions du membre.

Le premier fait qui doit nous frapper à propos de la thérapeutique de ces lésions est le suivant :

Même en cas de grande difformité osseuse, les

fonctions du membre peuvent revenir d'une façon parfaite.

J'ai recueilli un grand nombre de radiographies, et aucun de ceux qui traitent systématiquement ces fractures par le mouvement ne manquera d'en avoir de semblables et bientôt de plus nombreuses.

Les lésions ainsi représentées paraissent énormes. Certaines sont pourtant peu appréciables de l'extérieur et sans radiographie. Mais d'autres sont considérables.

Cependant le retour des mouvements, même chez des sujets âgés, a pu être rapide et parfait, d'autant plus parfait qu'il a été plus rapide.

Ce sont ces lésions considérables pour lesquelles nombre d'opérateurs modernes n'hésitent pas à intervenir en disant, tout à fait théoriquement, que de semblables lésions ne sont pas susceptibles d'exacte réparation.

Or, cette prévision de l'avenir repose sur une erreur ou une insuffisance d'observation. Elle repose aussi sur l'observation des cas dans lesquels le traitement a été si défectueux qu'il a créé les impotences fonctionnelles que le traumatisme n'aurait pas données.

Cette réparation malgré difformité est si habituelle que, désireux de trouver des occasions de faire des opérations sanglantes pour les fractures, je n'en ai vraiment rencontré que deux. L'une date de loin déjà. Pour un jeune sujet qui n'avait peut-être pas été très correctement soigné, j'ai fait une résection humérale économique. Pendant longtemps j'ai suivi l'enfant qui avait fait très rapidement une très bonne guérison.

Ma seconde résection fut faite chez un sujet qui avait porté un appareil d'Hennequin appliqué avec tout le soin désirable.

Il vint me voir plus tard. L'appareil d'Hennequin n'avait pas modifié la difformité, mais il lui avait assuré une ankylose telle que la résection de la tête humérale au niveau de la fracture était la seule opération indiquée. Le résultat de cette résection fut excellent chez lui.

Le nombre des cas dans lesquels j'ai traité immédiatement ces fractures est énorme puisqu'il comprend toutes les fractures de l'humérus à la partie supérieure que j'ai vues pendant plus de vingt ans.

Je ne veux pas dire qu'il exclut absolument les indications d'une intervention sanglante pour laquelle il est possible qu'il y ait de rares indications. Mais je puis affirmer que, dans un nombre de cas dans lesquels cette intervention a eu lieu par d'autres opérateurs, il ne m'a pas semblé qu'il y eût indication à l'opération fondée sur l'assurance que l'opération rendrait de meilleurs services qu'un traitement simple et bien dirigé.

J'ajoute immédiatement, à titre de concession, que le traitement est habituellement si mal dirigé qu'il justifie ces craintes et ces velléités d'intervention sanglante.

En effet, le traitement habituel comprend :

1° Des violences inutiles sur la région en vue d'une réduction de fracture que l'on n'obtiendra pas ;

2° Des violences sur certaines variétés de fractures avec engrènement pour lesquelles on devrait profiter de cet engrènement et de la réparation immédiate pour obtenir le retour presque immédiat aux fonctions ;

3° Une immobilisation prolongée, qui n'est d'aucune utilité, mais qui mène pour cette articulation plus que toute autre à une ankylose persistante avec des atrophies musculaires périphériques qui peuvent s'étendre à tout le membre.

Un fait très caractéristique de la fracture de l'extrémité supérieure de l'humérus est la rapidité avec laquelle l'enraidissement s'installe dans l'articulation de l'épaule immobilisée.

On peut supposer, étant donnée la grande mobilité

naturelle de cette articulation, que cet enraidissemen disparaîtra aisément.

Il en est tout autrement : il suffit d'une quinzaine de jours d'immobilité articulaire pour que des moi soient nécessaires au retour des mouvements. Même si le traumatisme articulaire a été important, cette quinzaine de jours d'immobilisation absolue suffi pour que l'intégrité des mouvements ne se rétablisse jamais.

Le pronostic des fractures de l'extrémité supérieure de l'humérus est particulièrement difficile à établi parce que, contrairement à l'opinion générale, il ne dépend pas de la déformation ni même de la gravité du traumatisme ; il dépend, dans l'immense majorité des cas, du traitement subi et de la constitution ou de l'âge du sujet.

Si le traitement est classique, c'est-à-dire si le patient subit, après tentatives de réduction, un appa reil placé pour six semaines, sauf pour un très jeune sujet, le pronostic est très mauvais.

On peut estimer que si le sujet a dépassé la quaran taine, il ne retrouvera jamais l'usage complet de son membre. S'il est ouvrier de métier ou même ma nœuvre et s'il s'agit de l'épaule droite, la diminution de capacité de travail peut être estimée considérable Même s'il s'agit du membre gauche chez un ma nœuvre, il arrive qu'étant incapable d'associer les mouvements de ses deux membres pour manœuvres de force, il soit un presqu'infirme.

Si on a apporté quelque atténuation au traitement classique, c'est-à-dire si, après une quinzaine, le sujet a été libéré de tout appareil puis mobilisé méthodiquement, les conditions sont meilleures. Mais il a encore chance de ne jamais retrouver l'intégrité de ses mouvements.

C'est dans le cas rare où il aura trouvé un médecin assez hardi pour le traiter sans appareil, le mobiliser et le masser rapidement qu'il pourra retrouver l'intégrité de ses mouvements.

Encore faudra-t-il, pour qu'il les retrouve complètement, que, de bonne heure, il complète la mobilisation de son épaule par son retour à ses fonctions naturelles. S'il ne reprend pas son travail ou s'il ne fait avec suite des exercices méthodiques, il est certain qu'il a chance de ne pas retrouver toute sa souplesse.

On conçoit donc qu'en expertise, ni pour l'avenir, ni pour le passé, on ne puisse baser l'expression de son opinion sur le fait même de la fracture. C'est pourtant ce que l'on fait continuellement avec ou sans radiographie permettant d'apprécier l'étendue de la difformité.

Un fait pratique, capital, se dégage donc des obse vations de fractures de l'extrémité supérieure (l'humérus : la rapidité des phénomènes de réparatic avec sa double conséquence :

1° L'inutilité des immobilisations prolongées ;

2° La nécessité des interventions immédiates si o veut modifier les rapports des fragments osseux.

Si on intervient rapidement après le traumatism la réduction vraie d'une fracture à grand déplaceme peut être aisément obtenue. Si vous avez tardé a quatrième jour, cette réduction est très difficile. El ne saurait être obtenue sans un traumatisme énorm souvent plus préjudiciable au sujet que la déform tion que l'on cherche à conjurer.

C'est un fait qui m'a toujours encouragé à trait les sujets comme s'ils étaient atteints de luxation c l'épaule, c'est-à-dire, pour les cas très difficiles, donner *immédiatement* du chloroforme, à réduire fracture, s'il est utile, et à masser *immédiatement*.

La coexistence d'une luxation de l'épaule et d'ur fracture de l'extrémité supérieure de l'huméru constitue une des grandes difficultés que l'on puiss rencontrer. Bien que le mécanisme en vertu duqu la lésion se produit soit difficile à préciser, cette lésic n'est pas très rare. Ce qui peut sembler plus extrao dinaire encore, c'est que la réduction de cette luxatic peut se faire dans des conditions relativement faciles, surtout si on fait les tentatives sur le sujet endormi.

Une semblable situation, très difficile autrefois, est beaucoup plus simple aujourd'hui avec la radiographie. Toutefois il faut bien savoir que diagnostic de la luxation par la radiographie n'est pas aussi facile qu'on pourrait l'imaginer au premier abord.

On peut soupçonner la luxation en considérant le membre; si il y a un enfoncement de la tête avec un certain degré d'inclinaison du coude en dehors, l'attitude est alors tout à fait celle de la luxation.

Il peut arriver que, sur la radiographie, l'écart entre la tête humérale et la voûte acromio-coracoïdienne soit notablement plus considérable du côté malade que du côté sain et en se rapportant à cette apparence, on pourrait admettre une luxation de la tête qui n'existe pas. Deux radiographies suivant des plans différents donneront seules les renseignements nécessaires pour conclure.

On peut ajouter enfin que l'un des moyens de faire ce diagnostic est précisément le traitement. Le massage et la mobilisation sont si régulièrement suivis par une accalmie de la douleur que si cette accalmie manque (cas très rare), il faut soupçonner la luxation, qui explique cette persistance de la douleur par la persistance du déplacement.

En pratique, le traitement de la fracture de l'extrémité supérieure de l'humérus est, pour l'immense majorité des cas, réduit au massage immédiat et à l'application d'un appareil de support, mais non d'immobilisation rigoureuse. Très partisan d'un appareil d'Hennequin pour la cuisse, j'estime que son appareil pour l'humérus ne rend point de services au point de vue de la déformation, mais favorise l'ankylose de l'articulation. Il en est de même pour tous les appareils dont le but est une longue immobilisation.

Lors de déplacements considérables, mais peu communs, la réduction est rarement difficile, et son maintien est subordonné surtout à la position donnée au membre (abduction très prononcée avec élévation du coude) et au massage qui fait disparaître les contractures.

En dehors de ces cas rares, et des cas de fractures compliquées de luxation de l'épaule, tous les traumatismes violents qu'on a coutume d'exercer sous prétexte de réduction sont nuisibles. Jamais pour ma part, je n'ai eu l'occasion d'observer sur les blessés que j'avais soignés, sans ces violences, les mauvaises suites qui sont si communes.

Il faut, pour tous ces cas, masser et mobiliser immédiatement sans violence et sans douleur. En ce faisant, non seulement on agira dans l'intérêt des fonctions futures de l'épaule, mais on se rendra compte dès le premier ou le second jour des conditions très exactes de la fracture.

Le massage s'applique donc à la grande majorité des cas.

Le massage doit être fait à l'époque la plus proche du traumatisme. On devra le commencer en abordant le bras d'abord, puis l'épaule, et cela à une certaine distance de l'articulation. Le premier massage doit être d'autant plus délicat que d'ordinaire le sujet souffre beaucoup. Il faut donc répéter longtemps les manœuvres superficielles et un peu longues sur le moignon de l'épaule sans changer de sens.

Il faut être attentif à ce fait que le plus souvent il y a sur la face interne du bras un épanchement de sang qui s'étend plus ou moins loin et rend la région douloureuse.

Le massage doit être patient et un peu prolongé. On ne doit, le premier jour, faire qu'une bien petite mobilisation, si même on en fait une. Mais bien que la lésion soit très douloureuse, l'anesthésie se fait rapidement. J'ai rarement vu les grandes douleurs durer; et ordinairement le quatrième jour l'épaule est devenue maniable.

L'anesthésie obtenue par le premier massage est tout particulièrement importante, parce que c'est elle qui permet vraiment de se rendre compte des cond tions de la fracture. Il m'est arrivé bien souvent ne reconnaître les particularités de la fracture qu' près que un ou deux massages m'avaient bien fa étudier le foyer de fracture.

L'opérateur est surpris de la facilité avec laquel l'épaule, siège du traumatisme, supporte le massag même en cas de broiement de l'extrémité supérieu de l'humérus se traduisant par le bruit de noix cla sique. On calme rapidement la douleur et rapideme on constate un commencement de consolidation.

Dans le cas de gonflement considérable, il peut avoir une sorte d'hyperesthésie de la peau qui ren le massage un peu plus délicat.

Ce massage doit être de durée relativement longu Il doit s'étendre loin autour de l'épaule, car l atrophies qui appartiennent à cette fracture s'éte dent ordinairement très loin. Enfin le massage do être continué assez longtemps, le sujet profita beaucoup du rétablissement de la vitalité par cet mobilisation artificielle.

Il peut y avoir des cas, surtout chez les sujets tr âgés, pour lesquels on est amené à faire la mobil sation seule. Que l'on fasse cette mobilisation ou mobilisation complémentaire du massage, voici le préceptes qu'il faut toujours suivre :

La mobilisation ne doit jamais être douloureuse, sinon elle est mal faite.

La mobilisation, surtout au début, doit être de champ peu étendu.

Les premiers mouvements à faire sont les mouvements de translation du bras en avant et en arrière.

Puis viennent les mouvements faits en écartant le bras du corps.

Viennent ensuite de légers mouvements de circumduction.

Les mouvements de rotation de l'humérus sur son axe seront les derniers que l'on essayera seulement lorsque après une quinzaine on s'est assuré que la consolidation est assez avancée pour qu'ils soient faits aisément.

Tous ces mouvements doivent être des mouvements passifs.

Les mouvements actifs sont ici plus difficiles à obtenir que pour beaucoup d'autres fractures. On leur fera suivre à peu près le même ordre que celui des mouvements passifs.

Toutefois on les variera en faisant varier la position du membre que l'on tient dans la main.

C'est ainsi par exemple qu'en plaçant le membre dans l'abduction, on amènera le sujet à contracter son deltoïde alors qu'il est encore incapable de soulever le membre en dehors par l'action propre de ce deltoïde.

Un peu plus tard, après avoir placé le membre en abduction, on engage le sujet à faire effort pour le maintenir en position ; et le sujet, encore incapable de soulever son bras en dehors, est capable de le maintenir soulevé.

Là, comme pour toutes les œuvres d'entraînement et d'éducation, la progression doit être observée avec le plus grand soin.

Les conséquences du traitement de cette fracture sont particulièrement intéressantes, car la fracture de l'extrémité supérieure était jusqu'à une époque toute récente, jusqu'à ma méthode, une des fractures les plus graves amenant le plus communément impotences et infirmités. Or, en appliquant cette méthode à une foule de cas, je puis dire que je n'ai plus observé d'infirmité importante et je ne considère plus cette fracture comme étant bien grave, même chez des gens âgés.

Il en a été ainsi pour des cas en apparence voués aux grandes déformations. A plus forte raison ai-je eu encore meilleur succès pour les cas de déformation médiocre qui autrefois donnaient des infirmités inévitables.

Position de massage. — Le plus souvent au début, alors que les douleurs sont très vives, il est nécessaire de masser le sujet couché dans son lit sans le déplacer.

Aussitôt que l'anesthésie est suffisamment établie, la véritable position est la position assise sur une chaise, permettant à l'opérateur d'envelopper la région de ses mains et de tourner autour du sujet très aisément. Il faut pouvoir opérer sur une grande étendue.

XI. — Fracture de clavicule.

Dès le début de mes recherches sur le massage des fractures, la fracture de clavicule me donna de bons résultats. J'eus à l'hôpital Beaujon un champ extraordinaire d'application de ma méthode à l'époque où les débuts de la bicyclette amenèrent une véritable passion pour ce sport et pour ses manifestations, pour les courses, pour l'entraînement. La fracture de clavicule est un des accidents les plus communs des chutes en course de bicyclette et nous avons eu l'occasion d'en observer de très nombreuses dans le quartier de Beaujon, le quartier favori des cyclistes.

La fracture de clavicule est une de celle pour laquelle on aurait dû comprendre d'abord les bienfaits de la mobilisation.

On sait combien nombreuses et infructueuses ont été les tentatives pour trouver un appareil maintenant la fracture réduite. On a cité les pseudarthroses, on a cité les complications de cette fracture.

Cependant si elle est un apanage des coureurs de bicyclette, elle n'est pas moins fréquente chez les jockeys. Or, tous les médecins qui ont exercé auprès d'eux savent combien peu les jockeys soignent ces fractures. Le plus souvent ils portent une vague écharpe. Ils ne consultent un médecin que s'ils savent par expérience qu'il ne s'avisera pas de les enfermer dans un appareil compliqué. Aussitôt que la douleur le leur permet, ils remontent à cheval.

Cependant, quand on examine les jockeys, et j'en ai examiné beaucoup, on voit bien chez eux des cals vicieux, mais on n'en voit guère plus que chez les sujets soignés régulièrement. En revanche, chez eux je n'ai jamais eu l'occasion de constater de pseudarthrose. Je ne me souviens pas d'avoir vu un seul sujet ayant conservé des douleurs qui l'aient empêché de reprendre son métier. Enfin, chez eux, on observe peu d'atrophie musculaire.

Cependant pour tous ces sujets, le traitement n'est que *le rien faire*. Opposé aux appareils constricteurs, il donne déjà des résultats supérieurs. Mais on peut encore mieux soigner avec méthode.

Les fractures de clavicule peuvent, au point de vue du traitement, être divisées en celles qui sont tellement situées qu'elles n'ont aucun déplacement et celles qui ont un déplacement.

Pour les premières, celles de l'extrémité externe par exemple, l'appareil ne peut que faire du mal.

Mais pour les autres il ne peut faire aucun bien. En effet, le déplacement des fragments claviculaires est maintenu et exagéré par la contracture des muscles périphériques depuis le sous-clavier jusqu'aux muscles beaucoup plus éloignés du moignon de l'épaule. Tant que ces muscles sont contracturés, tout effort de réduction reste inutile. Aucun des appareils les plus compliqués ne peut lutter contre ces contractures.

Ce n'est donc que par hasard, et ces contractures cédant d'elles-mêmes, qu'un résultat appréciable pour la forme peut être obtenu. Cela explique bien pourquoi il y a eu tant de divergences d'appréciation sur l'action des appareils pour la fracture de clavicule, pourquoi aussi la fracture, rare chez la femme, lui donne moins de difformité que celle de l'homme.

Au contraire, si on admet que la contracture a été vaincue, le moindre effort maintiendra la clavicule en bonne direction pourvu que l'on donne une bonne situation au moignon de l'épaule.

C'est là que triomphe l'observation quotidienne des sujets massés. Sur un sujet atteint de fracture de clavicule, le massage commencé à distance sur le moignon de l'épaule, sur le bras même, est conduit doucement avec beaucoup d'insistance dans la région sous-claviculaire. Pour un bon nombre de sujets chez lesquels la fracture de clavicule était douloureuse, on voit disparaître bientôt les douleurs.

En même temps que chez ces sujets les douleurs disparaissent, on constate que l'épaule se laisse manier aisément et le chevauchement semble disparaître de lui-même. On entraîne aisément l'épaule en toute direction et on trouve la position dans laquelle la clavicule reprend à peu près la forme.

Il y a des cas plus difficiles à observer, cas dans lesquels il y a peu de douleur. Mais si on regarde attentivement, on constate la résistance de l'épaule à se laisser manier. Ce sont les cas où la contracture n'est pas douloureuse. Dans ceux-ci, après quelques jours, la résistance tombe aussi et ordinairement dans la huitaine on observe sur ces blessés ces phénomènes particuliers. On relève aisément l'épaule. On la place comme on veut et, en soutenant le coude, en portant l'épaule en haut et en dehors le plus souvent, on corrige de la façon la plus satisfaisante une déformation qui avait paru d'abord considérable

Inutile de placer des appareils compliqués, inutile de soumettre le sujet à des positions insupportables à garder. Le sujet se promène à son gré avec un membre soutenu dans une écharpe et, en même temps que le membre a bien repris sa place, la consolidation marche avec une grande rapidité.

J'ai pu citer un des plus célèbres champions de bicyclette qui se fit une fracture de la clavicule droite à l'entraînement. Il n'entra pas à l'hôpital, vint se faire masser chaque jour en faisant à bicyclette le trajet de Neuilly à l'hôpital Beaujon.

Au bout de 21 jours, il put reprendre son entraînement et deux mois après il gagnait le grand prix de Paris. Il avait un cal à peine appréciable, alors que ce sujet, très remarquablement musclé, s'était présenté le premier jour avec une déformation considérable, résultat d'une contracture intense.

Pendant tout son traitement, l'appareil avait consisté en une écharpe simple, l'épaule étant écartée du tronc avec un coussin axillaire. Dès le quatrième jour, la douleur, assez vive au début, était tombée.

Chez ces sujets, le massage est le mode le meilleur de mobilisation, les mouvements proprement dits sont peu utiles, car très rapidement le sujet a tendance à en faire plus qu'il n'est nécessaire.

On mobilisera surtout après la première quinzaine

par des mouvements de circumduction et, lorsque la solidité sera bien acquise, par des mouvements d'élévation de l'épaule, qui reviennent quelquefois un peu plus lentement que les mouvements coutumiers plus employés par le sujet.

Une chose frappera les chirurgiens comme elle m'a frappé. J'ai vu deux fois de suite des cas dans lesquels il y avait une grande difformité et des douleurs irradiées telles que je ne faisais pas de doute qu'il y eut quelque compression nerveuse et j'escomptais déjà une opération sanglante. Je ne fis d'abord le massage que pour essayer de calmer la douleur et pratiquer un meilleur examen. Or, dans ces deux cas, dès le lendemain, le massage avait si bien atténué la douleur que je n'hésitai pas à faire renouveler le massage; et, dans ces deux cas, la guérison se fit avec peu de difformité et sans aucun accident douloureux persistant.

Je suis convaincu que dans ces cas il y avait exagération de la difformité par la contracture amenant une compression nerveuse plus ou moins complète. Puis, sous l'influence de la disparition de la contracture, on avait pu obtenir assez de réduction pour que la compression disparut et la guérison s'était faite sans intervention sanglante et aussi rapide qu'on pouvait la souhaiter.

De ces observations il résulte que le traitement de la fracture de clavicule est tellement simple et tellement parfait que l'opération sanglante est, en régle générale, sans objet. Je l'ai faite pour remédier à des cals vicieux de sujets traités par les appareils. Je l'ai faite pour pseudarthrose chez un sujet traité par un autre chirurgien. Je n'ai jamais eu l'occasion de la faire chez un des sujets que j'avais soigné régulièrement. A l'époque à laquelle j'avais un service hospitalier régulier de fractures, j'avais recueilli plus de 70 observations de fractures ainsi traitées sans incident notable.

Ce n'est donc pas par répugnance pour une opération du reste assez facile, que je n'ai pas opéré pour ces fractures, ce fut simplement, parce que le moyen le plus simple et le plus rapide m'avait toujours donné la satisfaction la plus complète.

Position de massage. — On a quelquefois occasion de masser un sujet couché. Mais le plus souvent le sujet est assis. Il y a lieu, surtout au début, de veiller à ce que le sujet reste bien immobile. Quand le sujet est couché, on masse bien sans ébranler la région malade. Si le sujet est assis, il faut avoir soin, en massant, de faire soutenir le membre par un aide.

Lorsque la région est moins sensible, il est encore bon de donner à la main un point d'appui plutôt que de la laisser pendre pendant le massage.

MEMBRE INFÉRIEUR

I. — Fractures du pied

On observe les fractures des phalanges, surtout dans des cas d'écrasement, où il est bien difficile de mobiliser les os broyés. Toutefois il faut bien savoir que les contusions du pied sont très justiciables du massage.

Masser très légèrement, tenir le pied immobile. Ne point faire les applications froides et humides, si recommandées en pareil cas et laisser s'écouler un temps raisonnable pour permettre la marche constitueront les règles assez simples de la thérapeutique de ces fractures.

FRACTURES DES MÉTATARSIENS. — Ces fractures sont beaucoup plus communes que celles des orteils. En règle générale, elles présentent peu de déplacement. Elles seraient très difficiles à réduire et à contenir, si on avait la prétention d'obtenir un accolement bout à bout. Mais elles se réparent très bien avec un léger chevauchement.

Ici le massage est réellement facile. Il apaise rapidement la douleur.

La contention est facile par l'appareil le plus simple et la seule difficulté, après avoir bien anesthésié le pied douloureux par le massage, sera d'obtenir du sujet qu'il ne marche pas trop vite.

La marche prématurée peut en effet rappeler les douleurs et certains sujets ont souffert pour avoir marché bien avant la solidification du cal.

Pourtant il est juste de dire que la marche prématurée a en général moins d'inconvénients qu'on ne le croirait. Avant la loi sur les accidents du travail, j'ai vu souvent des sujets marcher avec des fragments très mobiles sans que dans la suite ils en aient pâti.

Au contraire, si on les laisse trop longtemps immobilisés, ils gardent une sensibilité très marquée, et souvent, à longue échéance, la marche devient tout à fait impossible.

Fracture des os du tarse. — Ici la question thérapeutique est infiniment plus difficile.

Les fractures, rares pour les petits os du tarse, sont beaucoup plus communes qu'on ne le croyait pour l'astragale et pour le calcanéum. Pour ces fractures, le déplacement n'est guère important. Elles sont en général très douloureuses et le massage est pour elles tout à fait indiqué.

Ces fractures étaient souvent méconnues avant la radiographie et on les constate aujourd'hui dans des cas où de violentes contusions laissent après elles des douleurs persistantes, après les contusions graves des pieds.

Ces fractures, même quand elles sont graves, bénéficient très bien du massage prudent. La mobilisation passive des articulations leur est profitable. Les mouvements fonctionnels sont mauvais parce que l'os supporte le poids du corps. Dans un très grand nombre de cas, les douleurs persistent parce qu'on a fait marcher le sujet trop tôt.

C'est un point sur lequel il est bien important d'appeler l'attention. Si le diagnostic de la fracture était réellement fait à temps, il faudrait masser, faire des mouvements passifs, provoquer des mouvements actifs, le sujet étant couché, mais il faudrait défendre la marche. La marche joue, en effet, le rôle des massages excessifs, trop répétés, pour exciter la formation du cal et donner ces ostéo-périostites qui, pour n'être pas infectieuses, ne sont pas moins douloureuses. Les sujets qui souffrent après ces fractures qui n'ont pas été suivies d'un temps de repos assez long, sont de tous points comparables aux sujets qui marchent trop tôt après la levée d'un appareil inamovible, d'où ils semblaient sortir bien solides et qui font cette maladie du cal qui se caractérise par la douleur et les déformations secondaires. Ici les déformations secondaires ne sont pas à redouter. Mais les douleurs prennent un caractère si pénible que les blessés souffrent indéfiniment.

J'estime même, après en avoir observé plusieurs exemples, que la thérapeutique qui conviendrait le mieux à ces cas, serait une thérapeutique appliquée directement à la région du cal, une sorte de trépanation supprimant directement les parties profondes du cal où les formations osseuses en excès déterminent probablement des phénomènes de compression pénible que rien ne peut soulager.

II. — **Fracture du péroné purement malléolaire.**

C'est la fracture la plus simple que l'on puisse observer au niveau de l'articulation tibio-tarsienne.

Les variétés sont très nombreuses, et, pour la même variété, les conditions de la stabilité du pied peuvent être très différentes.

Si la fracture siège tout à fait à l'extrémité de la malléole, ses conditions diffèrent peu de celles de l'entorse et les masseurs ont traité cette fracture par le massage inconsciemment, et sciemment depuis que j'ai conseillé de le faire.

Lorsque la fracture siège à la base de la mallé et lorsqu'elle siège au-dessus, les conditions des p nomènes de réparation peuvent être très différent

Les fractures de la base de la malléole montr peu de tendance au déplacement en général. Ce s des champs excellents pour le massage.

Pourtant il faut remarquer que, même avec fractures peu élevées, il peut y avoir des dépla ments latéraux considérables qui sont sous la dép dance des contractures musculaires. Ce sont dc des cas pour lesquels le massage n'est plus seu ment excellent, il est véritablement urgent.

Si on ne fait pas de massage et même pour les dans lesquels le massage sera fait mais tardiveme le déplacement devient fort redoutable. Il ne dor pas de raccourcissement à proprement parler, m constitue une déviation d'axe considérable. On p le faire disparaître, le réduire sans trop de di cultés. Mais il est tout à fait difficile de le mainte réduit, et les meilleurs appareils permettent à difformité de se reproduire au-dessous d'eux.

C'est l'un des grands dangers de la fracture de malléole externe. On redoute avec raison le dép cement des fractures graves que l'on caractérise or nairement par le nom de *fracture de Dupuytr* mais il ne faut pas ignorer que celles-ci, qui ont mo mauvaise apparence, ne sont pas moins redoutables parce qu'on les tient moins en défiance.

Ces fractures, qui semblent très bénignes, peuvent laisser des difformités graves si on a commis l'imprudence de leur appliquer immédiatement des appareils inamovibles avant d'avoir liquidé la question des contractures et de la déviation latérale de la malléole que déterminent ces contractures musculaires On trouvera la déformation définitivement acquise sous l'appareil même dans le cas où on ne l'aurait pas laissé un temps extrêmement long.

Bien des chirurgiens semblent ignorer que, dans ces cas, les contractures et leurs déplacements qui ne s'étaient pas montrés dans les premières vingt-quatre heures peuvent s'accentuer dans les jours suivants.

Pour ces fractures, le massage doit être fait le jour même du traumatisme si possible, aussitôt que la fracture est constatée. Le chirurgien qui a étudié doucement les conditions de la fracture masse en partant du pied et en agissant sur l'articulation tibio-tarsienne et sur les ligaments, exactement comme s'il massait pour une entorse. Puis il remontera vers la jambe en tournant autour de la malléole externe et même de la malléole interne. En massant, il peut se rapprocher de la ligne de fracture, il ne doit jamais empiéter sur elle. Ce serait douloureux et inutile.

Il doit masser le membre jusqu'au genou.

Lorsque la séance de massage sera terminée, il fe faire au pied de légers mouvements de flexion et tr peu de mouvements d'extension. Ce sera du reste ur règle pour tous les massages de fractures malléolair de ne pas faire de mouvements d'extension du pie

Dans les cas où il y a peu de contracture et pa conséquent peu de tendance à la déformation, le pie est si rapidement solide avec cette forme de fractu que j'ai vu des sujets marcher dès le sixième jour. J considère toutefois cette pratique comme mauvais Elle expose à des déformations secondaires et à de douleurs. Je conseille de faire des mouvements passi très variés et très peu étendus. Je ne conseille pa les essais de marche avant le quinzième jour. Enco ces essais de marche doivent être bien surveillés d façon à bien faire appuyer la plante du pied sur l sol, à faire faire des pas très courts, pour éviter tout tendance aux mouvements de latéralité qu'un défa de consolidation permettrait.

Si, comme le fait est commun chez les sujets ner veux, émotifs, les contractures sont très marquées, faut 4 ou 5 jours de massage pour les faire disparaîtr Il ne faut en pareil cas et sous aucun prétexte, mêm chez un sujet jeune, mettre un appareil inamovibl avant d'être bien assuré par les massages que la co tracture a cédé, car il suffirait de laisser l'appareil 8 ou 10 jours pour trouver ensuite des déformations considérables, des déviations très importantes du pied.

Lorsqu'il y a eu beaucoup de contractures, il faut être plus réservé dans les autorisations de marche et ne les point accorder avant la troisième et même la quatrième semaine.

Ce sont ces cas pour lesquels il faut pratiquer un examen soigneux lors de la convalescence et se défier des cals douloureux. J'ai signalé ces douleurs comme caractérisant les cals qui cessent d'être solides et sont susceptibles des déviations secondaires.

Position de massage. — La position de massage est très facile pour ces sujets dont la jambe est placée sur un lit. Il suffit de chercher un plan assez solide et c'est là ce que l'on peut faire en glissant un coussin ferme sous le membre.

Pour les fractures simples, sans aucune tendance au déplacement, la jambe est placée sur le côté et on peut tourner le membre sans difficulté.

Si la fracture avait une tendance au déplacement, il faudrait faire tenir le pied par un aide en même temps que l'on fait le massage, et il en sera ainsi pour tous les massages du membre inférieur.

III. — Fracture du péroné au-dessus de la malléole externe.

C'est parmi ces fractures que se rencontre la fracture à grandes déformations qu'on appelle improprement la fracture de Dupuytren. Les rares chirurgiens qui ont lu le mémoire trop célèbre de Dupuytren savent que Dupuytren ne différenciait pas les cas très graves des cas moins graves, puisque ce fameux mémoire comporte la statistique de deux cent dix-sept cas traités par son appareil. En réalité il réunissait ensemble toutes les fractures du péroné. Il éliminait celles qui étaient à plus de trois pouces au-dessus de l'articulation. Il ne les considérait pas comme susceptibles des déformations qu'il croyait toujours possibles avec les autres, pour lesquelles il appliquait son attelle spéciale le long du côté interne du membre pour permettre à des tractions sur le pied de corriger la tendance à son déplacement latéral.

Dupuytren avait raison de différencier des autres les fractures siégeant au-dessus de sept centimètres. Nous avons la même raison de rappeler ici qu'elles sont fort différentes des fractures situées plus bas. Elles sont sans tendances aux déformations. Elles ne demandent que le repos au lit, une simple gouttière et un massage quotidien fait sans exciter directement le foyer de fracture, ce qui est d'autant plus important qu'elles sont souvent de cause directe.

Il est inutile d'insister davantage sur ces fractures élevées de la diaphyse du péroné, parce que leur appliquer les principes généraux que nous avons exposés est chose si simple que nous ne doutons pas que tous nos lecteurs y réussissent. Ils seront mieux informés aujourd'hui sur ces fractures qu'on ne l'était autrefois parce que celles qui sont douteuses sont bien révélées par la radiographie, ce qui simplifie le rôle du chirurgien.

Pour les fractures SUS-MALLÉOLAIRES, fractures que Dupuytren réunissait toutes ensemble, l'embarras du chirurgien peut être grand.

Les plus communes de ces fractures ont une tendance au déplacement latéral du pied plutôt qu'une déformation immédiatement acquise en ce sens. Cette tendance mérite toute l'attention du chirurgien.

Dans l'immense majorité des cas, cette tendance peut être efficacement combattue par le massage. Ce sont de ce fait des fractures éminemment favorables pour le massage. Dupuytren déjà avait bien reconnu toute l'importance de l'action musculaire pour les déformations et il croyait les combattre efficacement par son appareil.

Je puis dire que la plupart des cas que j'ai soignés qui se rapportaient à des fractures avec coup de hache plus ou moins prononcé, avec renversement modéré du pied en dehors, arrachement du ligament latéral interne ou de la pointe de la malléole interne ont été massés avec succès.

Ici comme pour les formes de la fracture de la malléole seule, le massage commencé sur le pied, sera continué au-dessus des malléoles jusque sur le mollet. Il peut être fait sur toute l'articulation tibio-tarsienne *sans appuyer sur les fragments*, et il sera continué jusqu'au genou.

Pour les premiers jours, très peu de mobilisation en fléchissant le pied et point du tout en faisant de l'extension, situation qui excite les contractures.

Ce n'est qu'après plusieurs jours qu'on pourra, si l'articulation est bien anesthésiée, tâter de l'extension, mais encore en très petite action.

Il faut, au cours des massages, avoir grand soin de ne provoquer aucun mouvement de latéralité du pied ou plutôt de ne tenter que ceux qui peuvent redresser un pied ayant une tendance à une déviation d'axe en dehors, à cette luxation du pied que Dupuytren considérait toujours comme luxation en dedans parce que l'astragale se rapproche de la malléole interne, quoique le pied se trouve vraiment en bas et en dehors.

Sauf les cas de désordres extrêmes, j'ai toujours vu cette tendance à la déviation du pied disparaître. Au contraire, sur les sujets traités immédiatement par les appareils inamovibles, je l'ai vu souvent augmenter au point de devenir manifeste après plusieurs jours, alors qu'au premier jour il n'avait pas semblé qu'il y eut de déplacement.

Aussi, même avec des désordres, des complications considérables, ne faudra-t-il pas craindre de continuer le traitement.

Ordinairement le placement du membre dans une gouttière est suffisant. Après chaque massage le membre qui en a été tiré sera remis en place

Il y a pourtant des cas beaucoup plus graves dans lesquels il y a une véritable fracture de la malléole interne compliquant la fracture du péroné. Il y a même quelquefois une fracture complète de la surface tibiale, un arrachement qui permettra non seulement des déplacements latéraux, mais un déplacement en arrière.

Ces cas sont décrits plus loin, mais notons déjà que le déplacement latéral est plus difficile à combattre que le déplacement en arrière. On a généralement raison de celui-ci en surveillant attentivement le placement du talon dans la gouttière.

Je n'ai vu aucun des cas de déplacement en arrière

donner une difformité persistante. J'ai vu au contraire, en un cas, une déformation persister considérable après une fracture du péroné et arrachement de la malléole interne avec déplacement du pied en dehors.

Je conseille donc, en tous ces cas, de faire un massage régulier, toujours en suivant les mêmes principes que ci-dessus. Mais si pour la déviation latérale il n'y avait pas d'atténuation après une semaine, l'intervention sanglante me paraîtrait indiquée. Pour ma part, je ne l'ai faite que plus tardivement à plusieurs reprises, mais j'en ai eu de très bons résultats.

Il ne faudrait pourtant pas, pour ces cas, exagérer la puissance du massage. Il y a un cas dans lequel il est fatalement contre-indiqué. C'est le cas où la déviation du pied distend la peau de telle façon qu'elle menace de s'altérer ou même qu'elle ait été déchirée ou sphacélée au niveau de la malléole.

Ce sont les cas dans lesquels il faut intervenir avec décision sous peine d'aboutir à l'impotence, à l'amputation ou même à la mort.

Il ne faut pas oublier que la gravité de ces formes de fractures est extrême, puisque Dupuytren, réunissant tous les cas bons avec les moyens, trouvait 5 morts sur 207 cas et terriblement de complications n'ayant pas amené la mort. Encore ne parlait-il que des sujets traités par son appareil, parce qu'il trouvait que ces résultats étaient remarquablement bons.

Ce qui pour moi met hors de doute la puissance du massage c'est que, même pour cette fracture, les cas qui doivent lui être soustraits ne sont pas communs et les résultats en sont surprenants. Toutefois, je ferai une recommandation pratique à ceux qui veulent aborder cette méthode. Il faut bien se garder, si on n'est pas rompu par une ancienne expérience de la méthode, de commencer l'application par ces cas. Mon conseil pour tous les débutants, est de ne traiter la fracture du péroné par le massage que toutes les fois que les complications ne sont pas menaçantes et toutes les fois qu'il est manifeste que douleurs et déplacements disparaissent rapidement.

J'ajoute enfin pour cette fracture, contrairement à ce que nous observons en d'autres régions, que la mobilisation est plus difficile à bien faire que le massage. Il faut plus que jamais se persuader que, pourvu qu'il y ait une légère mobilité en tous sens, c'est-à-dire en flexion et en extension, le retour des fonctions du pied se fera aisément lors des exercices de marche, à la condition que ceux-ci ne soient pas commencés trop tôt et qu'on les gradue avec assez de soin pour ne pas provoquer de douleur sérieuse.

Position. — Pour toutes ces fractures la jambe doit reposer sur le lit sur un plan solide. Au début et lorsqu'elle est très douloureuse on peut la laisser dans la gouttière jusqu'à l'anesthésie obtenue. En cas de tendance au déplacement, toujours faire maintenir la pointe du pied par un aide. L'appareil à utiliser est le plus souvent la gouttière métallique.

IV. — **Fracture bi-malléolaire.**

La fracture bimalléolaire n'est peut-être pas à proprement parler toujours facile à séparer complètement des fractures précédentes, malléole externe et fracture basse du péroné, parce que des lésions de la malléole interne s'associent bien communément à celle de la malléole externe et la compliquent. Nous l'avons déjà fait sentir. Cependant il faut, au moins pour le traitement, faire une classe à part de la fracture des deux malléoles dans laquelle la fracture de la malléole interne n'est pas seulement une complication de la fracture du péroné mais a la même importance que celle de la malléole externe.

Elle résulte ordinairement d'un très gros traumatisme. Elle comporte un désordre articulaire considérable qui rend désirable par dessus tout cette thératique du mouvement si efficace pour les lésions sseuses et articulaires. *A priori* une telle lésion doit énéficier de la thérapeutique par le mouvement.

Mais, en pratique, nous pouvons être arrêtés dans otre désir d'intervenir par les chances mauvaises 'un déplacement grave.

Ces chances sont réelles. Elles doivent donner notre irection. Mais elles sont très différentes, selon les ndividus, selon les cas. C'est pour cela que l'on ne eut édicter de règle pour toutes les fractures bimaléolaires. On peut les diviser de la façon suivante ustifiée par les conditions qu'elles présentent au raitement par le mouvement.

Il y a des cas dans lesquels il n'y a pas de déplaement appréciable et peu de tendance au déplacement, quelquefois avec un médiocre gonflement, si ien qu'on se rend compte immédiatement des conitions favorables.

Ici, massage dès la première heure, placement dans ne gouttière. Ces cas sont tellement favorables au assage que les suites, malgré l'importance du traumatisme osseux et articulaire, sont excellentes. La ouplesse de l'articulation est conservée et la réparation osseuse est si rapide que l'on aura souvent des ifficultés pour empêcher le sujet de marcher au out de trois semaines. Avant la radiographie, j'ai vu les médecins me soutenir, après ces réparations rapides par le mouvement, qu'il était impossible dans ces cas qu'il y eut une lésion aussi importante que la fracture bimalléolaire et qu'il ne s'était agi que d'une fracture simple du péroné. Mais avec la radiographie j'en ai fait la preuve bien des fois.

Une autre forme de fracture est plus difficile à traiter. Les lésions sont manifestement plus étendues. Il y a une mobilité latérale très facile du pied. Souvent avec une crépitation considérable il y a un gonflement énorme de l'extrémité de la jambe. Il y a même souvent une déviation latérale du pied.

Dans ces cas, il n'y a pas encore de doute, le traitement par le massage est tout indiqué avec une surveillance plus exacte du cas. Le traitement doit, dans les quatre ou cinq premiers jours, donner une diminution ou même une disparition de la douleur.

Le pied, maintenu pendant le massage, n'a plus de tendance à se déplacer latéralement.

L'application d'une gouttière bien aménagée maintient le pied bien droit dans l'axe du membre. Il n'y aura qu'à continuer le traitement par le massage quotidien en s'assurant que le pied se relève bien et n'a pas de tendance à sa déviation latérale.

Dans ce cas comme dans le précédent, comme dans tous les cas de traitement des fractures du membre inférieur, même avec le massage, il ne faut jamais ublier de placer au repos le pied en situation telle ue l'on prévienne l'équinisme. Si on ne préserve le ied de cet équinisme qui menace, il n'y a pas de onne raison pour qu'il ne se produise. Même il faut ien savoir que si on ne s'en défend pas, il se prouira pour des cas simples pour lesquels on n'aurait as imaginé qu'il put se produire, parce qu'au début n'y en avait pas apparence.

La position du pied en flexion est doublement écessaire pour éviter l'équinisme d'une part et, 'autre part, pour éviter une déviation latérale qui a lus de chance de se produire avec l'équinisme.

Quelle que soit la forme bénigne ou compliquée ont on entreprenne le traitement par le mouvement, massage devra porter sur le pied, sur les chevilles, n évitant le trait de fracture malléolaire, sur la jambe isqu'au genou.

Au début, la mobilisation ne comprendra que de ès petits mouvements de flexion en ce qui concerne s mouvements de la tibio-tarsienne. Mais il ne faut as manquer de mobiliser les articulations du pied, ar leur enraidissement si commun en pareil cas est ès propre à rendre la marche difficile. Il est d'aunt plus redoutable que, dans ces cas, s'il est indiqué e mobiliser, il n'est pas indiqué de laisser marcher e bonne heure, par conséquent si on ne mobilise pas les articulations du pied on peut être assuré que longtemps leurs mouvements seront défectueux et douloureux.

Une troisième forme de la fracture bimalléolaire est beaucoup plus grave. Il y a une apparence de déplacement considérable. Le pied est déjeté en dehors. La malléole interne fait une saillie menaçante. Beaucoup de douleurs, beaucoup de gonflement.

L'équinisme est très prononcé et quelquefois en apparence irréductible.

Ce sont les plus mauvais cas de cettre fracture.

Je pense que, dans ces cas, si on ne prend le parti de l'intervention sanglante immédiate, il faut encore faire le massage.

Il y a deux raisons pour agir ainsi. D'une part, j'ai eu dans des cas de très mauvaise apparence des résultats étonnants et dans ces cas heureux on voit très vite venir ces résultats.

Puis, que faire ? Aucun appareil vigoureusement contentif ne sera supporté avant que le gonflement ait diminué. Même si on croit à la possibilité de l'application d'un appareil à action énergique, on est à peu près fatalement dans la nécessité d'en retarder l'application de quelques jours.

A propos du massage qui sera fait dans ces cas, suivant les règles générales appliquées du pied à l jambe, il faut noter que l'on déplacera le moins possible le membre. Par conséquent le massage devra ordinairement être fait dans la gouttière. Dans cette gouttière, le massage terminé, le pied sera fixé en bonne position, la plante du pied étant bien perpendiculaire à l'axe de la jambe.

A propos de ces cas difficiles nous avons au moins un guide dans l'observation de deux phénomènes favorables, la disparition de la douleur qui est un point considérable et, d'autre part, la facilité avec laquelle le pied se laisse déplacer. Si la douleur est bien tombée et si le pied est facile à maintenir bien droit et bien fléchi, les chances d'une bonne réparation sont très grandes et on doit être encouragé à poursuivre un traitement que l'on avait d'abord un peu hésité à instituer.

Au contraire et dès les premiers jours, si on ne voit pas de résultat favorable, l'intervention sanglante est indiquée. Elle pourra avoir des conséquences médiocres pour la souplesse articulaire. Mais elle peut donner un très bon aplomb du pied.

A propos du traitement de cette fracture par le mouvement, il est important de bien noter combien le membre supporte bien massage et mobilisation passive ou même mouvements modérés provoqués sur le lit tandis qu'il souffre beaucoup d'une marche prématurée ou d'efforts violents provoqués sous prétexte de mobilisation active.

L'application du traitement est plus délicate ici que pour aucune autre des fractures du membre inférieur.

On ne saurait trop répéter, à propos de cette fracture, que lors des mobilisations il n'y a jamais lieu, pendant longtemps, de provoquer de mouvements de grande amplitude. Pourvu que chaque mouvement soit possible en petite course, on obtiendra toujours des résultats définitifs satisfaisants.

Il est très important de noter une fois pour toutes, à propos de cette fracture comme à propos de toutes les autres fractures du membre inférieur et surtout de la jambe, que l'on fera bien d'utiliser la position du membre comme adjuvant du traitement.

En effet, si on a à faire à ces sujets chez lesquels un œdème énorme indique une difficulté de circulation menaçante, il est sage, pendant les périodes de repos intermédiaires au massage, de placer le membre en élévation dans le lit. Cela détermine un grand soulagement dans les cas douloureux et la réparation en est hâtée, parce que la circulation du membre est rendue plus facile. Cette position est très facile à garder.

Dans ces cas graves comme dans tous les autres

cas moins sérieux, je ne reconnais aucune utilité à la compression que l'on recommande souvent. Elle ne fait point progresser la réparation, mais elle est souvent pénible et elle fait contracter au sujet une habitude, une accoutumance à la pression dont il est difficile de le débarrasser.

Là, pas plus que dans aucun des cas analogues, je ne permets le port des bas élastiques après le traitement. Je considère cette pratique comme mauvaise. Restituer le membre à ses conditions habituelles d'existence doit être le but constamment recherché. Le massage et les mouvements provoqués y suffisent d'abord. L'entraînement méthodique par une gymnastique raisonnée fera le reste infiniment mieux que toutes les applications intempestives d'appareils constricteurs.

V. — **Fractures des deux os de jambe.**

Il semblerait que la fracture des deux os de la jambe dût être soustraite au traitement par le massage. Il n'en est rien pourtant, à la condition qu'on n'érige pas ce traitement en méthode constante pour ces fractures.

Plus encore que pour la fracture bimalléolaire, il est facile de choisir certains cas et j'ai eu souvent des aides attentifs qui, ayant bien examiné (patients, ont déterminé d'eux-mêmes les cas favo bles à ce traitement.

Si une déformation n'est pas menaçante, si il n' pas fracture spiroïde ; si le broiement des tiss n'est pas excessif, si le sujet est docile et patie on obtient des résultats merveilleux. J'ai pu, les premières étapes de ma méthode, mont combien certains de mes élèves avaient brilla ment réussi avec les avantages suivants :

Traitement sans douleur ;

Résorptions rapides ;

Guérison et solidité plus promptes ;

Rétablissement fonctionnel aussitôt la solid obtenue.

Pour ces cas, il est très important de bien pérer le foyer de fracture. Comme il est à u certaine profondeur, on a tendance à le malaxer trop près.

Le massage s'étendra du pied au genou.

La mobilisation ne sera faite qu'un peu tardiveme alors que la solidité sera acquise.

On remarquera toutefois qu'avec ce traitement j vu, dès le 25e jour, la solidité suffisante pour av dû défendre la marche, que je n'ai permise définitiv ment qu'au bout de 35 jours.

Pour cette fracture, comme pour la bimalléolaire, je ne conseille ce traitement qu'une fois que l'on est bien en possession de la pratique de la méthode.

Je puis faire remarquer pourtant que si on compare le traitement des fractures de jambe par les appareils de marche et le traitement par le massage, on constate que les cas favorables aux appareils de marche sont précisément ceux qui sont favorables au massage. Aussi, sauf pour les sujets pour lesquels la nécessité d'un déplacement s'impose, je préfère traiter par le massage, parce qu'une fois ce traitement terminé, le membre est infiniment plus souple, plus vivant, moins tuméfié et moins sensible que je ne l'ai vu après l'usage des appareils de marche.

Le plus souvent, pour les cas que nous avons traités par le massage, nous avons employé des gouttières d'où le sujet était tiré chaque jour pour y rentrer après le massage. Mais on peut imaginer toutes les combinaisons avec les appareils amovibles, amovo-inamovibles; et je puis dire que nous les avons toutes utilisées avec succès.

Je donne, en terminant, cette indication que, quoi qu'il y ait lieu de ne pas traiter par cette méthode les sujets à grande déformation, si la déformation n'est que le raccourcissement à dose médiocre, l'indication subsiste. J'ai eu l'occasion de faire des mensurations sur des sujets ainsi traités avec u raccourcissement de deux centimètres et che lesquels il n'y avait aucun boiterie.

VI. — Fracture du tibia seul.

C'est là une fracture encore plus rare que l fracture isolée de la diaphyse péronière. Mais quan elle existe, elle n'a guère plus de tendance au déplace ment. J'ai eu deux fois l'occasion de faire traiter pa le massage la fracture du tibia seul vérifiée par l radiographie. Dans un cas, il n'y avait aucun déplace ment. C'était à la partie supérieure du tibia et pou une fracture dite spontanée. Le sujet guérit bien e rapidement.

Dans un autre cas, il y avait un peu de chevauche ment. La fracture était survenue au cours d'une chu d'un point élevé ; il y avait un peu de déplacemen latéral. Je crus à une fracture des deux os, la fractur du péroné étant à un niveau différent. Celle-ci fu recherchée avec soin et nous n'en vîmes aucun trace sur les radiographies. Le sujet guérit trè facilement, il marchait très bien. Malheureusemen je le perdis de vue après son traitement.

Dans ces cas, le massage est très facile. Eviter foyer de fracture est la seule indication que no ayons à rappeler.

VII. — Fractures du genou.

Sous le nom de fractures du genou, je désigne deux fractures qui sont justiciables du traitement par le massage sans immobilisation ou plutôt sans appareil inamovible.

Ces deux fractures diffèrent cependant de siège et d'importance.

L'une est la fracture de l'extrémité supérieure du tibia, l'autre est la fracture des condyles du fémur et en particulier la fracture verticale entre ces condyles.

J'ai eu l'occasion de traiter par le massage ces deux fractures avec un succès complet, alors que ces fractures articulaires sont considérées comme très compromettantes pour les mouvements du genou.

Il est rare que la fracture épiphysaire du tibia s'accompagne d'un grand déplacement et, en tous cas, lorsque le genou a été mis en bonne position dans une gouttière après réduction, avec ou sans chloroforme, ce sont les phénomènes articulaires qui seront redoutables et non les phénomènes de déplacement des fragments.

Au moins, dans les cas rares que j'ai observés, il en a été ainsi et cela est conforme à ce que l'on aurait pu prévoir.

Dans l'intervalle des séances de massage, le membre est très bien maintenu dans une gouttière horizontale bien garnie.

Pour la fracture de l'épiphyse du fémur, je l'ai observée avec un trait horizontal sans grande tendance au déplacement, je l'ai aussi observée avec une fente à peu près verticale, avec un déplacement médiocre ou du moins, s'il y eut un chevauchement de quelque importance il ne fut pas apprécié, car il s'agissait d'un cas antérieur à l'usage des rayons X.

J'ai eu plus récemment l'occasion d'observer un autre cas où la fracture vérifiée aux rayons X était plus latérale, limitée en quelque sorte au condyle externe avec un certain déplacement qui, du reste, ne gêna pas le sujet.

Dans ce cas comme dans le précédent, le massage est fait à peu près dans les mêmes conditions, commençant au-dessous du genou sur la jambe et se continuant sur la cuisse.

L'action sur le genou est importante et du reste se fait sans risque de déplacement. Il suffit de bien appuyer le membre sur une surface assez résistante et assez étendue et de ne pas lui imprimer de mouvements de latéralité qui seuls seraient à craindre.

Il est très important que le massage porte sur une grande étendue du membre. D'une part le traumatisme est considérable, et, d'autre part, les fonctions de muscles très importants sont compromises par ce traumatisme important. Il faut donc que le bénéfice du massage s'étende à une grande surface du membre.

La mobilisation ne doit être faite qu'après quelques jours et avec précaution, en tenant en quelque sorte le foyer de fracture dans la main. On apprécie ainsi très bien l'étendue des mouvements que l'on peut imprimer à l'articulation du genou.

Du reste, ces mouvements n'étant que des mouvements de flexion et d'extension du membre, il n'y a pas de choix difficile à faire. Il suffit de constater que l'amplitude des mouvements n'a pas besoin d'être bien grande.

Il est plus difficile de déterminer le moment où l'on pourra permettre au sujet l'usage de son membre. Pour la fracture du plateau du tibia ce n'est pas chose difficile, parce que la solidité du membre est ordinairement très vite obtenue, plus rapidement que pour une fracture commune des deux os de la jambe.

Pour l'extrémité épiphysaire du fémur, il n'en est pas tout à fait de même. Il faut tâtonner davantage et l'examen direct permettra de constater le moment favorable aux essais de marche. On peut cependant affirmer qu'en règle générale, la solidité est bien plus vite acquise que pour la partie moyenne de la diaphyse.

fémorale et qu'il n'est pas besoin d'attendre le soixante jours généralement acceptés pour la consol dation de la diaphyse fémorale chez l'adulte.

En outre, il est inutile dès le début de provoque des mouvements de flexion très étendus. S'il y a u certain degré de flexion possible et facile, cela suff pour assurer les fonctions du genou dans l'avenir, on y met la patience suffisante.

Il ne faudrait pas croire que les fractures d tibia et de l'extrémité épiphysaire du fémur fusser toujours faciles à traiter par la mobilisation.

Certaines fractures du plateau tibial donnent un tendance très marquée au déplacement en arrièr simulant une luxation du genou. Il faut tenir ces ca en défiance. En y mettant de la prudence, on peu les mobiliser sans permettre à un déplacement d subsister.

Pour l'épiphyse fémorale, cela est quelquefois inf niment plus grave. Il y a des cas dans lesquels l'ép physe est broyée en quelque sorte. Il peut deven tout à fait impossible de mobiliser.

Je n'ai vu aucun de ces cas où je sois interven d'assez bonne heure pour constater si avec des pr cautions, j'aurais pu faire un traitement immédiat très heureux, comme cela m'est arrivé si souvent pou le coude. Mais j'ai eu l'occasion en particulier d'étudie un cas pour lequel je n'ai vu le sujet qu'au bout de quelques jours. Les fragments étaient déjà si bien situés en position vicieuse que j'ai dû faire une résection importante des fragments pour permettre la flexion complète du genou rendue impossible par un cal vicieux développé vers le creux poplité.

Il me semble justement que pour un certain nombre de ces cas l'opération sanglante est tout indiquée. Elle ne présente aucune difficulté sérieuse d'exécution, ainsi que j'ai pu m'en assurer en d'autres circonstances. Mais elle présente au point de vue du traitement cette difficulté qu'on est amené à immobiliser la jointure. Je crois toutefois, d'après mon expérience des fractures ouvertes, que cette nécessité est loin d'être absolue et je me suis toujours promis, le cas échéant, de mobiliser de très bonne heure malgré la fixation métallique des fragments.

Je n'ai pu le faire pour des cas articulaires. J'ai eu l'occasion de pratiquer l'extension continue dans le cas d'une suture osseuse au tiers inférieur du fémur, pour une fracture non consolidée et la consolidation a été aussi parfaite que je pouvais la souhaiter. Je ne vois pas pourquoi une suture plus rapprochée d'une articulation ne permettrait pas les mêmes manœuvres et par conséquent une bonne conservation de la fonction du genou.

VIII. — **Fracture de rotule.**

Le rôle du massage et du mouvement dans le traitement de la fracture de rotule est assez mal compris en général, toujours parce qu'on confond l'emploi du massage et de la mobilisation immédiats avec les manœuvres à employer pour corriger l'enraidissement que la pratique ancienne du traitement des fractures a laissé s'installer.

Le massage et la mobilisation du genou après la fracture de rotule ont été d'abord conseillés par Metzger et appliqués par Tilanus d'Amsterdam, qui fit sur ce sujet une communication au *Congrès français de chirurgie*, en 1885. Le but qu'il poursuivait était différent à bien des égards de celui que je poursuis.

Metzger, estimant que les fractures de rotule ne se réunissent jamais que par un cal fibreux, pensait qu'il est inutile d'immobiliser pour cette fracture et qu'il faut traiter la contusion du genou par le massage. Aussi, il massait le genou et faisait lever le sujet aussitôt qu'il peut se tenir sur ses jambes, ce qui évite en partie les atrophies secondaires qui tiennent au défaut de fonctions des muscles de la cuisse.

Tout cela est assez exact et Tilanus citait un certain

nombre de cas intéressants dans lesquels il avait obtenu de cette pratique une marche meilleure que n'en obtenaient ceux qui appliquaient le traitement par les longues immobilisations.

J'ai appliqué cette méthode en quelques cas où les sujets ne pouvaient pas être opérés (grands diabétiques) ou ne voulaient pas subir d'opération.

Je ne considère donc l'indication de ce traitement que comme très exceptionnelle.

Le massage doit être fait depuis le mollet jusqu'à la racine de la cuisse sur le genou, en évitant les points de contact des fragments.

Pour la mobilisation, on ne doit faire les mouvements de flexion que de très médiocre étendue.

Il ne faut pas abuser, pour les exercices, des mouvements dans lesquels le sujet sur son lit enlèverait le talon du lit. C'est la condition dans laquelle se produit le plus grand écartement des fragments rotuliens. Il faut donc y prendre garde.

Il vaut beaucoup mieux mettre le sujet sur ses jambes aussitôt qu'il se sent la force nécessaire. Alors on le soutient pour marcher. Ici la marche ne doit se faire qu'à très petits pas, et on continuera ainsi jusqu'au retour normal des fonctions du membre. Longtemps encore après la guérison, la marche doit se faire par petits pas.

Le résultat, après ce traitement, est ordinairement une solidité insuffisante, souvent un manque de puissance du membre avec un certain degré d'atrophie musculaire. Ce n'est donc pas un résultat comparable à celui de la suture immédiate. Toutefois ce résultat est infiniment supérieur à celui qu'obtiennent les appareils d'immobilisation suivis d'enraidissement de la jointure, d'atrophie considérable, et communément d'une impuissance très marquée du membre.

En ce qui concerne la puissance du membre, on obtiendra de bons résultats d'une longue prolongation du massage de la cuisse. En le prolongeant longtemps, on arrivera à conserver aux muscles une grande part de la valeur qu'ils auraient perdu avec le fonctionnement toujours insuffisant des premiers mois.

On conçoit aisément le bénéfice de ce mode d'intervention comparé aux inconvénients de l'immobilisation pour la fracture de rotule. Celle-ci est une des fractures pour lesquelles l'atrophie musculaire est particulièrement menaçante, puisque le traitement ordinaire immobilise un membre dont les muscles sont complètement désinsérés.

Ceci dit, je rappelle que je n'ai jamais voulu indiquer le massage pour cette fracture qu'à titre exceptionnel. En règle générale, je fais la suture immédiate ou du moins très rapidement après la fracture

(3 ou 4 jours) et je fais très vite marcher les sujets qui sont en si bonne condition que, par la suite, pour revenir aux fonctions régulières du membre, ils n'ont guère besoin que d'un peu d'exercice. Le massage même leur est inutile.

Position de massage. — La position de massage est la position horizontale sur le lit. J'ai vu masser des sujets en fléchissant la jambe. Ce n'est pas une bonne pratique, parce qu'en cette position l'écartement des fragments va s'exagérant. Il n'y a même pas lieu, en faisant de la mobilisation, de beaucoup fléchir le genou. La flexion vient aisément si dès les premiers jours de très petits exercices de flexion ont été faits.

IX. — **Fracture du corps du fémur ou diaphyse fémorale.**

Chez l'enfant la fracture du fémur ne comporte guère de mobilisation et quant à l'adulte il est capital pour lui d'être traité par un appareil de contention. Je n'en connais aucun qui soit préférable à l'appareil à traction continue de Hennequin. La traction est faite sur le mollet par un lien passant au-dessus du genou et le poids du corps adhérent au lit représente la contre extension.

Cet appareil peut être considéré comme un appareil de mobilisation puisqu'à aucun moment les fragments ne sont en repos.

Comme le plus souvent l'extension est faite loin au-dessous du foyer de fracture, celui-ci est assez découvert pour qu'on fasse un peu de massage en remontant vers la racine de la cuisse.

La disposition de l'appareil est telle que les articulations du genou et de la hanche sont libres et peuvent être constamment mises en mouvement. On comprend donc que si massage et mobilisation ne sont pas ici intégralement mis en œuvre par un processus analogue à celui que nous employons pour les autres fractures, le principe est cependant conservé. Aussi, après ce traitement, les sujets présentent une liberté de mouvement articulaire que l'on ne retrouve pas après l'emploi des appareils immobilisateurs à l'aide desquels on traite le plus souvent les fractures de la diaphyse fémorale.

X. — **Fracture du col du fémur.**

La thérapeutique des fractures du col du fémur passe pour être fort difficile et hérissée de dangers pour le blessé. A mon avis, cela tient précisément à ce que jusqu'aujourd'hui on a persisté à vouloir demander à cette thérapeutique certaines conditions qui sont à la fois dangereuses et inutiles.

On a voulu réduire les os fracturés, c'est-à-dire supprimer une déformation.

On a voulu immobiliser le sujet.

Or ces deux interventions aboutissent d'une part à un défaut ou à un retard de réparation, et d'autre part à une telle altération de la santé des vieillards que la mort résulte souvent, non de la lésion elle-même qui reste chose peu importante pour l'économie, mais de l'arrêt des fonctions déterminé par l'immobilisation.

Quant au bénéfice de ces interventions, il est le plus souvent tout à fait illusoire, et l'on peut caractériser la méthode classique de traitement de ces fractures par les deux mots : *défaut de réparation* et *mortalité.*

Si on applique un traitement fondé sur les principes que nous avons exposés, on arrive d'une part à des fonctions suffisantes et à une sécurité si grande que non seulement la mort devient rare, mais que nous pouvons dire de la fracture du col du fémur ce que nous avons dit de la fracture du col de l'humérus : ce n'est plus une maladie bien grave.

Chose remarquable, cela est vrai de la fracture du col classique chez le vieillard, qui donnait la grande mortalité.

Les résultats sont moins bons pour les cas rares de fracture du col qui surviennent chez les sujets qui ne sont pas arrivés à la vieillesse.

En d'autres termes, tout ce que nous allons dire est juste des fractures qui surviennent chez les gens qui font leur fracture très facilement, après avoir passé l'âge de 55 à 60 ans.

Chez les sujets qui, au cours de traumatisme graves, ont eu des fractures du col du fémur que l'on pourrait taxer de prématurées, soit que le traumatisme ait été exceptionnellement violent, soit que ces sujets soient minés par des tares générales que nous ne connaissons pas, les fractures au point de vue thérapeutique se rapprochent des fractures ordinaires du fémur et il nous est arrivé pour ces cas rares d'être obligé de leur appliquer le traitement ordinaire des fractures de la diaphyse fémorale.

Nous laisserons donc de côté ces fractures exceptionnelles du col et nous donnerons le traitement que nous appliquons aux vieillards et qui ne serait vraiment applicable à des sujets plus jeunes que si chez eux nous vérifiions par la radiographie les caractères si communs chez les vieillards, engrènement très prononcé des fragments, et mouvements possibles avec douleurs médiocres.

L'ensemble de ces fractures du col justifie un trai

tement assez uniforme. Au point de vue thérapeutique la division des fractures en intra et extra capsulaire est sans grand intérêt. Je n'ai pas vu que les fractures typiques par décapitation de la tête guérissent aussi difficilement que l'on veut bien le dire ; et, pour l'immense majorité des cas de fractures extra capsulaires et intra capsulaires qui se présentent toujours avec un engrènement plus ou moins important des fragments, la guérison solide et dans de bonnes conditions est la règle, si on a respecté l'engrènement et si on ne donne pas au sujet le temps de s'atrophier et l'occasion de subir des complications viscérales diverses.

Dans ces cas, le massage proprement dit est peu de mise. Les vieillards ne sont pas de bons sujets pour un massage très étendu.

Il faut chez eux réduire ses manœuvres à des pressions peu profondes pas longtemps continuées.

Par prudence, on évitera chez certains sujets les veines exceptionnellement dilatées.

Dès le début, on provoque des mouvements. Mais ces mouvements doivent être de très petite amplitude.

On soulèvera le membre sur le lit, à une faible hauteur. On lui fera faire de très légers mouvements d'adduction et d'abduction. Lorsque plus tard les mouvements devront être augmentés, il faut se souvenir qu'il y a peu d'intérêt à augmenter l'amplitude des mouvements d'abduction et qu'il peut y avoir quelques inconvénients, quand on est à une période très rapprochée de la fracture.

Les mouvements d'adduction, les mouvements en avant et en arrière sont au contraire ceux qui favorisent et préparent le retour des mouvements fonctionnels de la marche.

Dès le début, on devra faire faire des mouvements demi-actifs. On soulève le membre en haut et on incite le sujet à le tenir soulevé, en le soutenant cependant dans une certaine mesure, de façon à ne pas imposer à ses muscles un travail exagéré et surtout à ne pas amener de tendance au désengrènement des fragments.

En règle générale, ce danger est peu important si le chirurgien n'est pas brutal. L'expérience montre que, dans l'immense majorité des cas, il est possible et même facile de mettre le sujet sur ses jambes vers le 10e ou le 15e jour.

C'est encore là un traitement très paradoxal que celui qui consiste à faire marcher un sujet atteint de fracture du col en quelque sorte aussitôt après l'accident.

Chose singulière, cela est d'autant plus facile à exécuter que le sujet est plus âgé. Pour parler plus exactement, on peut avoir quelqu'hésitation à donner ce conseil aux sujets qui exceptionnellement se font cette fracture avant la soixantaine. On n'a pas toujours alors affaire à la forme avec engrènement solide des fragments. Après la soixantaine c'est la règle.

Il est facile du reste de tâter le sujet en le faisant asseoir sur une chaise avant de le mettre sur ses jambes. On le soulèvera simplement pour lui permettre de s'appuyer sur ses jambes, avant de le faire avancer.

Si en le mettant sur ses jambes, on a soin de le soutenir vigoureusement par l'aisselle correspondante à la cuisse brisée, il sera très facile de se rendre compte si le sujet peut ou ne peut pas sans danger appuyer son pied.

Avant de faire appuyer le pied à terre, on conseille au sujet de faire exécuter à sa cuisse des mouvements d'oscillation. En ce faisant, il se rend très bien compte de ce qu'il pourra faire une fois le membre appuyé.

Quand on veut commencer les exercices après des mouvements provoqués dans le lit, on place le sujet sur un fauteuil de façon à ce que le membre soit un peu allongé (position intermédiaire entre le décubitus au lit et la position debout).

Puis on le fait lever droit, s'appuyant sur les jambes, en le soulevant sous les aisselles pour que le poids du corps ne porte pas tout entier sur le membre inférieur. On ne le fait pas encore marcher.

Quand on aura constaté qu'il se porte bien sur ses membres sans accuser de douleur notable, on le soutiendra pour le faire avancer de deux ou trois pas, puis le lendemain on augmentera un peu la marche.

Puis on le fait avancer en le soutenant d'abord des deux côtés, puis d'un seul côté.

Enfin, quand le sujet peut commencer à marcher, une des meilleures manières de l'exercer sans qu'il porte tout le poids du corps sur ses jambes est de le faire marcher appuyé sur le dos d'une chaise qu'il pousse devant lui.

Cela vaut mieux que de lui donner des béquilles qui lui permettent toujours de ne pas appuyer du tout sur le membre. C'est du reste une manœuvre toujours excellente pour toutes les rééducations du membre inférieur. Elle évite les chutes et permet l'exercice sans aide, fait capital dans une salle d'hôpital.

Reste enfin la question de la date de la marche. Elle varie un peu suivant la docilité des sujets et suivant leur force. Cette date oscille d'ordinaire entre le huitième et le quinzième jour. J'ai réussi à faire marcher des sujets si promptement que si je n'avais montré la preuve radiographique de la fracture, cette fracture eut été contestée. Je suis assuré, pour avoir fait des constatations secondaires de radiographie, que des sujets chez lesquels on avait fait seulement le diagnostic de contusion de la hanche avaient bien réellement des fractures du col. La facilité de la marche peu après l'accident avait fait rejeter le diagnostic de fracture. C'étaient des sujets qui seraient restés impotents si le diagnostic de fracture avait été fait, parce qu'on leur aurait imposé une immobilisation inutile.

Déviation du pied en dehors. — La question de la déviation du pied en dehors est une grosse question. Elle paraît une question d'avenir. L'intérêt n'en est pas aussi considérable qu'on l'imagine théoriquement. Malgré la déviation du pied en dehors, un sujet mis de très bonne heure sur ses pieds marche très convenablement. Lorsque la rééducation de son membre est faite, on peut constater que cette déviation, qui modifie un peu son allure, ne donne même pas de boiterie.

J'ai eu l'occasion de suivre pendant quinze et vingt ans des sujets ainsi traités chez lesquels au moment de l'accident, la déviation en dehors avait paru menaçante. A l'usage, elle était si bien compensée par la souplesse et l'activité des mouvements, que le défaut de la marche était peu appréciable.

Après une longue expérience de ces cas, j'en suis arrivé à conclure que cette déviation en dehors a si peu d'importance définitive que l'on ne doit pas chercher à la corriger par une action qui peut avoir quelqu'inconvénient.

Je blâme d'une façon absolue les chirurgiens qui cherchent par des tractions violentes à détruire l'engrènement pour redresser le membre et qui s'exposent à de mauvaises consolidations, à de lentes réparations ou à une absence de réparation à la suite de leur intervention.

J'ai vu ces actions suivies des résultats les plus déplorables : douleurs secondaires, infirmités définitives, impotence du membre, et même mort par accidents dûs à la longueur du décubitus nécessité par le traitement. J'ai tout vu à la suite de ces pratiques.

Je concevrais mieux la pratique préconisée par le Professeur Delbet, redressement et enchevillement immédiat du grand trochanter. L'avenir dira si l'opération est aussi inoffensive que l'auteur le pense. En tous cas, elle m'aurait paru bien grave pour la plupart des vieillards sur lesquels j'ai eu occasion de traiter les fractures du fémur ; et je doute qu'elle devienne d'une application commune.

Au contraire, rien n'est plus facile que le traitement par le mouvement et le lever immédiat. C'est une question de prudence dans les tâtonnements et d'encouragements donnés à un patient.

Je pourrais dire, en forme de plaisanterie, que j'ai traité des sujets *par correspondance.* En réalité, j'ai été à plusieurs reprises consulté par des confrères que j'ai mis au courant de ma manière de faire et ils ont eu ainsi des succès inespérés, non seulement pour des sujets récemment atteints, mais pour des sujets qui étaient déjà gravement compromis par le traitement commencé depuis un temps assez long.

J'ai raconté dans mon livre sur le *Massage et la Mobilisation* l'histoire d'une vieille dame de plus de quatre-vingts ans, dont on avait escompté la mort, parce qu'elle était atteinte d'escares considérables au niveau du sacrum. Sans l'avoir vue, je conseillai de lui faire quitter le lit immédiatement, de la faire marcher, de soigner l'état congestif de ses poumons, et j'ai eu la satisfaction de la voir marcher convenablement pendant plusieurs années.

Ce traitement des fractures du col par la mobilisation et la marche rapidement pratiquée, pouvait inquiéter autrefois plus qu'aujourd'hui, parce que les signes de cette fracture restant toujours peu positifs, on aurait pu imposer la mobilisation à des sujets qui auraient été en mauvaise condition.

On a bien les signes de l'engrènement, la facilité de l'entraînement de la tête dans les mouvements, l'augmentation de volume du grand trochanter, le raccourcissement médiocre, etc..., la déviation même du pied en dehors, etc.

J'avoue n'avoir jamais rencontré de véritables difficultés pour le choix de la thérapeutique sur des sujets que j'avais examinés avec soin.

Mais aujourd'hui, nous avons dans la radiographie un contrôle important pour notre diagnostic, et il devient facile de différencier les cas ordinaires d'engrènement, des cas très rares de décapitation de la tête, qui pourraient conduire à une thérapeutique différente. La radiographie ne peut que nous confirmer dans la détermination de notre thérapeutique de mouvements, quand elle montre l'engrènement et donner plus de sécurité à ceux de nos confrères qui n'ont pas encore de convictions aussi fermes que les nôtres.

Fracture des côtes.

Les fractures de côtes sont de celles qui n'ont guère besoin de mobilisation puisqu'elles sont mobilisées naturellement. Leur observation a précisément servi à démontrer que le mouvement est plutôt favorable à la réparation puisque la pseudarthrose est un fait si rare après les fractures de côtes que je n'en ai jamais observé.

En revanche, le massage peut rendre de très grands services. Cela est aisé à concevoir. La fracture de côte est souvent très douloureuse. Quelquefois la douleur est le seul symptôme qui la fasse reconnaître. Or, cette douleur n'est point toujours localisée. Elle irradie fréquemment au loin.

J'ai vu des cas de fracture de côtes pour lesquelles le massage avait rendu de très grands services. Il n'est pas exclusif du bandage de corps, qui n'est pas en réalité un appareil d'immobilisation, mais un modérateur des grands mouvements, rôle toujours utile dans le traitement des fractures. Il permet que les mouvements ne déterminent pas trop d'écartement des fragments. Il permet aussi que ces mouvements ne réveillent pas trop les douleurs.

Il n'y a guère de précepte particulier à indiquer pour ce massage en dehors de celui-ci : il est inutile d'exercer des pressions sur le foyer même de la fracture. Les pressions longitudinales doivent surtout suivre l'espace intercostal, y pénétrer en quelque sorte, et être continuées jusqu'en arrière au voisinage de la colonne vertébrale. Elles ne doivent pas être faites dans le sens inverse.

J'ajoute encore ce renseignement qui n'est pas

négligeable. Lorsque l'on observe des douleurs inter costales, ce qui est assez commun à la suite de fractures de côte, le massage des espaces intercostau: réussit bien à calmer les douleurs.

Fracture de l'omoplate.

Les fractures de l'omoplate sont justiciables d massage. On ne leur a guère appliqué de traitemen de réduction ni d'immobilisation parce qu'elles son peu accessibles et peu susceptibles d'être rectifiées Que les fractures comprennent les épiphyses, l'acro mion, l'épine de l'omoplate ou qu'elles prennen toute l'omoplate par le travers, elles n'amènent pa de grandes déformations. Elles sont quelquefois trè douloureuses.

Le massage qui devra être fait sur toute la mass de l'épaule, qui devra être suivi d'une mobilisatio modérée de l'épaule, n'a guère besoin ici d'êtr étudié par le menu.

On peut seulement faire remarquer que le massag doit commencer tout autour de l'omoplate, puis êtr conduit jusqu'au foyer de la fracture pris pou objectif sans appuyer à son niveau.

Le massage fait de bonne heure calme les premièr douleurs mais aussi prévient les douleurs secon daires, si communes après les fractures de l'omoplate

CHAPITRE VI

Exercices d'entraînement sans fatigue. Exercice en décubitus dorsal. — Usage des béquilles et de la chaise.

Il me paraît impossible de terminer cet exposé des pratiques de mouvement dans le traitement des frac-ures sans dire un mot des artifices que l'on doit employer pour certains exercices qui seront fait main-enant, non point seulement après guérison et conso-idation des fractures, mais souvent dès le début du raitement.

Souvent, dès le début du traitement ou au moins à courte échéance, il y a intérêt à faire faire pour le membre inférieur des exercices mais sans une exagéra-ion des efforts comme celle que fait faire la marche. Le poids du corps contribue en effet à donner aux essais de marche ou simplement aux essais d'appui des membres les caractères d'un exercice violent.

Dans ces cas, au lieu de faire marcher le sujet, on peut lui faire faire au lit des exercices différents affectant plusieurs segments du membre et incapables par eux-mêmes de déterminer un changement notable dans les rapports des extrémités osseuses.

J'ai pu, pour des sujets qu'il eut été imprudent d faire marcher, entretenir par des exercices régulier l'activité musculaire, assurer la circulation et la vita lité du membre, en un mot prévenir beaucoup de complications inhérentes à l'immobilité musculair et à une mauvaise circulation. Il est bien entend que la série des exercices à faire faire dans la situa tion couchée doit être une série sans fatigue pour l membre. On peut varier les exercices à l'infini. O peut les faire sans aucun appareil. On peut employe des appareils élastiques. On peut faire faire des mou vements avec un gymnaste résistant. Avec les notion d'anatomie les plus élémentaires, un médecin choisir facilement les mouvements utiles pour l'entretien d membre. Après ce travail préparatoire, lorsque le ca sera devenu assez fort pour qu'on puisse lui fair supporter le poids du corps, on ne sera plus exposé aucun des ennuis que peut apporter un poids tro fort pour un cal trop faible. Les muscles bien mis e état par la gymnastique en décubitus dorsal ne seron pas insuffisants comme c'est la règle pendant la con valescence des fractures.

Il faut bien remarquer que ces exercices ne son pas exclusifs de l'usage des appareils de contentio pas plus du reste que le massage lui-même. Mais il peuvent ensuite être utilisés encore lorsque le suje n'a plus besoin d'aucun appareil et n'a plus de chance d'être déformé que par l'action violente du poids du corps ou par les à-coups que peut toujours amener un essai de marche sur un membre dont la consolidation est encore douteuse.

A cette période terminale pas plus qu'au début du traitement il ne faut rien négliger de ce qui peut faciliter la vitalité du membre et d'abord sa circulation. Je rappelle donc que toute constriction d'appareil doit être évitée autant que possible et que la position du membre doit être étudiée avec soin. C'est une condition dont les chirurgiens ne se soucient pas assez. Cependant on ne doit pas oublier que le membre brisé est souvent en condition de circulation médiocre. La position élevée permanente du membre dans le lit ou la position élevée temporaire une ou plusieurs heures par jour donne souvent une activité de circulation très salutaire.

Au cours du traitement immédiat et secondaire des fractures l'intervention dirigeante du chirurgien reste donc toujours précieuse.

Usage des béquilles et de la chaise.

Lorsque le sujet devra inaugurer les mouvements fonctionnels du membre, il faut encore le suivre et le diriger au lieu de l'abandonner à lui-même, il faut l'inciter à l'exercice, tout en lui recommandant de n'en pas trop faire.

Si on ne le dirige pas, il en a pour fort longtemps par exemple à se servir de béquilles auxquelles il s'habituera et qui lui causeront des accidents, ou bien il subira des complications nouvelles, quelquefois des déformations, parce qu'il n'a pas su profiter du secours temporaire qu'elles doivent lui assurer.

Il importe de bien diriger l'usage des béquilles que l'on donne systématiquement aux blesssés et qui peuvent rendre des services ou causer des accidents.

Chez les fracturés les béquilles ne doivent avoir qu'un but, permettre la déambulation alors qu'il est impossible au sujet de mettre le pied par terre.

On a souvent le tort de continuer l'usage des béquilles pendant un temps beaucoup trop considérable, et cet usage empêche précisément les progrès que le sujet pourrait faire dans des essais de marche. Si le membre conserve quelque sensibilité ou si le sujet éprouve quelque paresse, les béquilles sont utilisées immédiatement et il n'y a aucune raison pour que la fonction revienne dans de bonnes conditions.

Aussi, sytématiquement, aussitôt que la béquille n'est plus indispensable pour *empêcher tout appui* sur le sol, je conseille de donner au sujet des cannes sur lesquelles il ne peut s'appuyer aussi complètement que sur des béquilles.

Lors des essais faits sur un sol très uni, dans une salle hospitalière par exemple, il y a un artifice qui, pour la rééducation du membre, rend les plus grands services, c'est l'usage de la chaise sur le dos de laquelle on s'appuie en poussant la chaise à l'envers devant soi.

Ce procédé donne au sujet une confiance absolue, plus grande même que celle que donnent les béquilles. Mais il oblige le blessé à s'appuyer franchement sur le sol. Le médecin qui suit ses essais doit le faire marcher sur le talon. Il faut, dès cet instant, qu'il apprenne à appuyer le talon perpendiculairement sur le sol. S'il ne prend pas cette précaution, il atteint le sol seulement par la pointe du pied et n'appuie pas. Il combine, à cet instant de la marche, l'action de ses deux mains sur la chaise et saute sur le bon pied en appuyant le mauvais trop légèrement sur le sol.

Cette surveillance de l'attitude du pied a une importance très réelle et peut remplir deux buts très différents.

S'il n'y a aucune déviation d'axe, il est de toute importance que le sujet ne prenne pas l'habitude d'une attitude vicieuse qui prolongerait outre mesure son impotence ou qui même assurerait pour l'aven un trouble dans la marche qui tient alors, non à ur déformation, mais à des exercices mal dirigés lorsqu le sujet a dû réellement apprendre à marcher.

En présence de certaines déformations inévitable cette rééducation est au moins aussi nécessaire pou apprendre au sujet à ne pas être gêné par cette défo mation.

Le cas le plus typique à citer est celui de la fra ture du col du fémur avec engrènement. Même av une déviation considérable du pied en dehors, la gên est vraiment bien modérée si, dès le début des essa de marche, on a appris par des exercices à march avec cette déviation.

Sur des sujets que j'ai suivis pendant de longu années, présentant cette déviation à un haut degr j'ai vu la marche redevenir aussi facile, aussi sû que si il n'y avait pas eu de déviation. L'exercice m thodique bien suivi est une condition pour prépar ce mode de marche nouveau mais très acceptable donnant une solidité très suffisante, si le sujet n'e pas affecté des atrophies musculaires qui sont cons cutives aux longues immobilisations par les app reils.

Ce qui vient d'être dit du membre inférieur est vr d'une façon analogue pour le membre supérieur. I e poids du corps n'est pas à redouter. Mais les mouvements pour la fonction du membre peuvent être beaucoup trop puissants, alors que les mouvements d'une gymnastique très patiemment dirigée peuvent être appliqués sans inconvénients. Il est facile de les instituer et de diriger le blessé de façon à préparer son action pour le moment où le cal pourra supporter un effort de quelque puissance.

J'ai donné, à propos de chaque fracture, la désignation des mouvements qu'il faut provoquer pour favoriser le retour de toutes les fonctions du membre. Quiconque est un peu familiarisé avec les préceptes et la pratique de la gymnastique concevra aisément comment on doit diriger le travail musculaire du sujet.

BIBLIOGRAPHIE

Des publications du Docteur Lucas-Championnière sur le traitement des fractures par le mouvement.

J'ai réuni ici, non l'indication de tout ce que j'ai écrit sur le sujet, mais l'indication des principales publications qui m'ont permis d'affirmer la valeur et l'influence du mouvement dans le traitement des fractures. C'est une sorte de justification des affirmations que j'ai données dans ce petit livre sans pouvoir m'étendre assez sur les preuves, sur la valeur et sur l'histoire de la méthode. Il aurait peut-être été intéressant de compléter cette bibliographie par la mention de toutes les thèses, de tous les travaux que j'ai inspirés, de toutes les leçons que mes élèves ont publiées. Mais cela nous eût mené à encombrer ces pages déjà trop chargées, sans une utilité directe comme celle que nous visons.

— Discussion sur l'immobilisation et la mobilisation des articulations malades. *Société de chirurgie*, 12 novembre 1879.

(Cette longue communication est une des plus complètes sur les inconvénients de l'immobilisation des articulations. Je cite un homme que j'ai soigné à Lariboisière en 1877 et dont j'ai mobilisé le coude avec succès pour une fracture compliquée de plaie de l'extrémité inférieure de l'humérus).

Je cite également une série d'opérations articulaires pour corps étrangers, arthrites suppurées, arthrotomie, et je pose en principe la nécessité de la mobilisation pour toutes les fractures articulaires).

— Sur les fractures articulaires. *Société de chirurgie*, 14 et 21 avril 1880.

(Je signale deux cas de fracture du radius traités sans appareil et sans immobilisation ; aucune raideur ; j'indique les conditions dans lesquelles il ne faut pas immobiliser).

— Traitement des fractures du radius et du péroné par le massage. Traitement des fractures para-articulaires simples et compliquées de plaies sans immobilisation. Mobilisation et massage. *Société de chirurgie*, 30 juin, 21 juillet et 4 août 1886

(Le premier mémoire contient quatorze observations et les considérations relatives au massage des fractures en général).

— Traitement de certaines fractures par le massage. *Journal de médecine et de chirurgie pratiques*, septembre 1886, p. 415.

— Massage dans les fractures, deux observations : 1. Observation de fractures du radius droit ; 2. du péroné gauche. *Journal de médecine et de chirurgie pratiques*, février 1887.

— Rapport sur le traitement des fractures par le massage à propos, d'une observation de M. Ovion (de Boulogne), intitulée : Fracture de la malléole interne ; diastasis péronéo-tibial ; luxation de l'astragale par renversement ; réduction ; massage ; et d'une observation du docteur Franc (de Sarlat), intitulée : Fracture du tibia au tiers inférieur ; massage ; marche facile le vingt-cinquième jour. *Société de chirurgie*, 1er juin 1887.

(Très long rapport où j'établis la valeur du massage dans les fractures de jambe et cite les observations recueillies par mes élèves. Je démontre que les prétendus grands principes de traitement des fractures doivent être modifiés).

— Traitement de 2 fractures du péroné par le massage chez deux médecins. *Journal de médecine et de chirurgie pratiques*, février 1887, p. 69.

— Le massage et la mobilisation dans le traitement des fractures. Théorie et pratique, indications, applications à la plupart des fractures. *Journal de méd. et de chir. pratiques*, décembre 1889.

(C'est là un traité restreint, mais complet, du massage dans les fractures).

— Traitement des fractures des extrémités supérieures et inférieures de l'humérus par le massage et la mobilisation. *Journal de médecine et de chirurgie pratiques*, 25 septembre 1894.

— Note sur le traitement des fractures du col du fémur. *Journal de méd. et de chir. pratiques*, 10 janvier 1896.

— Vingt cas de fractures de la clavicule traités par le massage dans mon service, par le Dr DAGRON, 25 avril 1896.

— **Traitement des fractures par le massage et la mobilisation.** Fort volume in-4° avec 66 gravures et 570 pages, 1895.

(Ce volume, avec de nombreuses figures originales, photographies du Dr Dagron, est l'exposé le plus complet de la méthode).

— Présentation à l'*Académie de médecine*, de 4 cas de fracture de clavicule traités sans immobilisation, avril 1897.

— Fracture de l'extrémité inférieure de l'humérus avec grande mobilité. Massage et mobilisation immédiate. Restitution des mouvements et consolidation. *Académie de médecine*, décembre 1896 et *Journal de médecine et de chirurgie pratiques*, janvier 1897.

— Traitement sans immobilisation avec massage immédiat des fractures dans lesquelles les fragments sont naturellement mobiles ; résultats immédiats et éloignés. *Congrès de Moscou*, 1897.

— Fracture de l'extrémité supérieure de l'humérus chez un sujet âgé. Traitement sans immobilisation, malgré la déformation. Guérison en un mois. *Académie de Médecine*, décembre 1900 et *Journal de médecine et de chirurgie pratiques*, janvier 1901.

— Variétés de fractures auxquelles il faut appliquer le massage et la mobilisation et la suppression des appareils. Principes et théorie de la méthode nouvelle. *Journal de médecine et de chirurgie pratiques*, 25 août 1900.

— Déformations des fractures vues et exagérées par la radiographie ; difficultés d'interprétation. Fractures articulaires anciennes et immobilisation pernicieuse. *Journal de médecine et de chirurgie pratiques*, 25 janvier 1901.

— Fractures de l'humérus à la partie moyenne. Présentation à l'*Académie de médecine*, avril 1901.

— Action du massage chez l'enfant. *Journal de médecine et de chirurgie pratiques*, 10 octobre 1902.

— Evolution anatomique des fractures. *Académie de médecine*, décembre 1903.

— Fractures du radius par manivelle d'automobile. Ses trois variétés. Manière de les traiter et de les prévenir. *Journal de médecine et de chirurgie pratiques*, 25 mars 1904.

— Les fractures par contraction musculaire. Variétés. Fracture de rotule. Fracture de l'humérus et tourne-poignet. *Journal de médecine et de chirurgie pratiques*, 25 décembre 1904.

— Traitement des fractures par la mobilisation et le massage. *Journal de médecine et de chirurgie pratiques*, 10 juillet 1905.

— Les dangers de l'immobilisation des membres. Fragilité des os. Altération de la nutrition des muscles. Conclusions pratiques. *Journal de médecine et de chirurgie pratiques*, 10 février 1907.

— Le massage des membres, par le Dr Dagron. Un vol. de 550 pages avec 150 figures. Paris, G. Steinheil, 1905.

(Ce volume très considérable avec figures originales, est le résumé des leçons professées par l'auteur dans mon service pendant 15 années).

— Les erreurs de la radiographie des fractures. *Journal de médecine et de chirurgie pratiques*, 10 nov. 1907.

— Fractures de l'olécrane. Massage et mobilisation. *Journal de médecine et de chirurgie pratiques*, 10 juill. 1908.

— Thérapeutique des fractures de l'extrémité inférieure du radius. *Journal de médecine et de chirurgie pratiques*, 25 fév. 1909.

— Fractures de l'extrémité supérieure de l'humérus. Faits intéressant l'évolution et le pronostic. *Journal de médecine et de chirurgie pratiques*, 10 fév. 1909.

— Erreurs et difficultés d'interprétation de la radiographie des fractures. *Journal de médecine et de chirurgie pratiques*, 25 déc. 1909.

— Fractures de l'extrémité supérieure de l'humérus au point de vue des accidents du travail. *Revue clinique médico-chirurgicale des accidents du travail*, 1er fév. 1910.

— The principles of treatment of the fractures by systematic movements and massage without apparatu for immobilization. New-York, *The Medical News* 6 janv. 1900.

— The treatment of fractures by mobilisation an massage. *British medical association.* Sheffield, 1908

— The Modern Treatment of fractures. Adress delivere at the annual meeting of the *Cardiff Medical Society* 4 juin 1909.

— The Modern Treatment of fractures. *Medical annua* Bristol, 1909.

— Nuova cura delle fracture con massagia e co movimenti. *Annali di medicina navale*, anno VIII vol. 7, fascic. IV. Roma, aprile 1902.

TABLE DES MATIÈRES

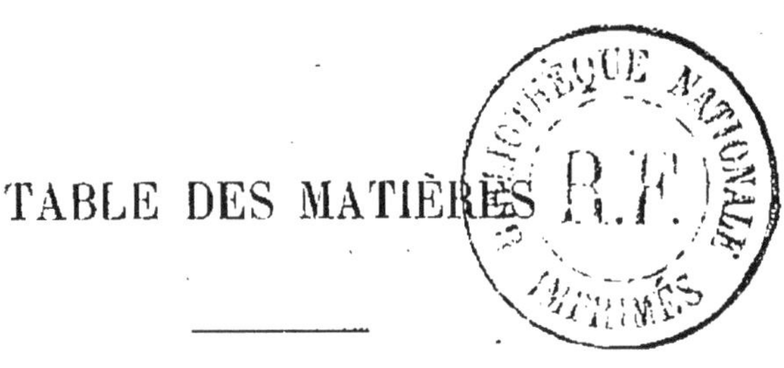

Saint-Brieuc. — Imp. F. Guyon, rue de la Préfecture, 18.

Saint-Brieuc. — Imp. Fr. GUYON.

www.ingramcontent.com/pod-product-compliance
Ingram Content Group UK Ltd.
Pitfield, Milton Keynes, MK11 3LW, UK
UKHW020440200726
13857UKWH00002B/511

9 782012 927988